Günther H. Heepen

Schüßler-Salze

Alltagsbeschwerden von A–Z selbst behandeln

Weltbild

Hinweis

Die Selbstbehandlung mit Schüßler-Salzen beschränkt sich auf alltägliche Beschwerden und Krankheiten; schwere Erkrankungen müssen von Arzt oder Heilpraktiker behandelt werden. Dieser Kompass kann eine medizinische Beratung und Behandlung nicht ersetzen.

In der Zusammenstellung »Körperliche Beschwerden von A – Z« (Seite 77) ist jeweils auf die Grenzen der Selbstbehandlung hingewiesen; bitte halten Sie sich an diese Hinweise. Wenn Sie Rat brauchen, fragen Sie Ihren Arzt oder Ihren Heilpraktiker.

Die Empfehlungen in diesem Kompass sind vom Autor nach bestem Wissen erarbeitet und sorgfältig geprüft worden; eine Garantie für die Wirksamkeit der Salze im Einzelfall kann jedoch nicht übernommen werden.

Günther H. Heepen

Heilpraktiker mit Praxis in Tuttlingen und Bamberg. Therapie-Schwerpunkte Biochemie nach Dr. Schüßler, Spagyrik und Psychotherapie. Medizinjournalist, Referent für die Deutsche Homöopathie-Union; Vortragstätigkeit im In- und Ausland, Ämter in biochemischen Vereinen (so Landesvorsitzender und Pressesprecher im Biochemischen Bund Deutschlands e.V.). Bekannt aus Hörfunk- und Fernsehsendungen zum Thema Schüßler-Salze. Autor von Büchern über die Biochemie nach Dr. Schüßler und von Ratgebern zur Selbstbehandlung mit Schüßler-Salzen.

INHALT

Ein Wort zuvor	6
Biochemie – die Grundlagen	**7**
Mineralstoffe – lebenswichtige Nährstoffe	7
Biochemie – ein Naturheilverfahren	7
Neue Erkenntnisse in der Medizin als »Wegbereiter«	8
Von der Homöopathie zur Biochemie	9
Krankheit – Ausdruck von Mineralstoff-Mangel	10
Homöopathische Aufbereitung der Mittel (Potenzierung)	11
Jahrelange Forschungsarbeit führt zum Ziel	12
Salze und was sie im Körper bewirken	12
Mineralstoff-Mangel in der Zelle	14
Mineralstoff-Moleküle und Körperzellen	14
Ionen, ihre Funktion in der Zelle	15
Kristallsalz und Biochemie	16
Salz – eine Schwingung?	16
Schüßler und seine Biochemie – der Zeit voraus	17
Beweise für die Heilwirkung der Biochemie	18
Über die Schüßler-Salze	19
Pulver, Tabletten, Globuli und Tropfen	19
Ergänzungsmittel erweitern die Basisreihe	20
Die 24 Schüßler-Salze und ihre Wirkung	**21**
Über die Beschreibungen der Salze	21
Was sind Modalitäten?	21
Was ist Antlitz- und Signaturendiagnostik?	21
Die biochemischen Salze Nr. 1 bis Nr. 24	22
Das Entzündungsschema	50
Auslöser für Entzündungen	50
Eisen und Entzündungen	51
Erstes Entzündungsstadium: Ferrum phosphoricum	51
Zweites Stadium: Kalium chloratum	51
Drittes Stadium: Kalium sulfuricum	52
Ausnahmen vom Entzündungsschema	52
Biochemische Kuren	53
Allergie – Vorbeugung und Behandlung	53
Anti-Stress-Kur	54

Aufbau-Kur im Alter	54
Fitness für den Darm	55
Immun-Kur	56
Rheuma-Kur	56
Entschlackungs- und Reinigungskur	57
Kur zur körperlichen Stärkung	57
Schönheit für den Körper	58

Der Weg zur Selbstbehandlung 59

So finden Sie zu Ihrem Mittel	59
Absonderungen: Hilfen bei der Mittelwahl	60
Wo sind biochemische Salze erhältlich?	61
Dosierung, Einnahme, Einnahmezeiten	61
Dosierung bei akuten Erkrankungen	61
Regeldosierung und Dosierung bei chronischen Erkrankungen	62
Anwendungsformen	62
Dauer der Einnahme	63
Äußerliche Behandlung mit Salben	63
Gibt es Neben- oder Wechselwirkungen?	64
So unterstützen Sie die Behandlung	65
Trinken	65
Bewegung	65
Wickel und Kompressen	65
Gesichtsdampfbad, Sole-Inhalation	67
Fuß- und Handbäder	67
Grenzen der Selbstbehandlung	69

Erste Hilfe mit Schüßler-Salzen 70

Körperliche Beschwerden von A–Z 77

Allergien	77
Alter	78
Augen	78
Blase, Nieren, Harnleiter	82
Bronchien und Lunge	84
Frauen	86
Gelenke, Knochen, Muskeln, Bänder und Sehnen	93
Hals, Nase, Ohren	106

Haut, Haare und Nägel	112
Herz und Kreislauf	127
Immunsystem	129
Kinder	131
Krämpfe und Koliken	136
Magen, Darm und Speiseröhre	137
Mund und Lippen	144
Nerven	146
Operationen: Vorher und nachher	148
Pilze	149
Prostata	151
Schlafstörungen	152
Schmerzen	152
Schwäche und Erschöpfung	154
Schwangerschaft und Stillzeit	155
Schwindel und Übelkeit	157
Stoffwechsel	158
Venen	162
Verbrennungen	164
Verletzungen und Insektenstiche	164
Zähne, Zahnfleisch und Zunge	165

Hilfe für die Psyche — 169
Nährstoffe und Psyche — 169
Seelische Beschwerden von A–Z — 170

Zum Nachschlagen — 178
Unterstützende Therapiemaßnahmen — 178
Bücher, die weiterhelfen — 186
Adressen, die weiterhelfen — 187
Sach- und Beschwerdenregister — 188
Impressum — 192

Ein Wort zuvor

Die biochemische Mineralsalz-Therapie hat in den über 130 Jahren, die sie nunmehr angewendet wird, immer wieder ihre Wirksamkeit und ihre vielfältigen Einsatzmöglichkeiten bei der Behandlung akuter und chronischer Erkrankungen unter Beweis gestellt. Bei rechtzeitigem Behandlungsbeginn und richtiger Dosierung der Salze ist gerade bei der Selbstbehandlung schnell ein Heilerfolg zu erwarten. Darüber hinaus haben Schüßler-Salze den Vorteil, dass sie keine Nebenwirkungen haben und sich Wechselwirkungen mit anderen Medikamenten nicht ergeben; es treten auch keine Erstverschlimmerungen auf, wie es bei anderen naturheilkundlichen Therapien hin und wieder der Fall ist.

Schüßler-Salze haben allerdings – wie alle biologischen und schulmedizinischen Therapien – ihre Grenzen; die Einnahme der Salze ergänzend zu anderen therapeutischen Maßnahmen ist aber in sehr vielen Fällen hilfreich.

Wie wirken Schüßler-Salze auf den Körper? Zum einen versorgen sie die einzelne Zelle, das kleinste selbstständige Lebewesen in unserem Körper, mit Mineralstoffbausteinen, die sie braucht zum Erhalt ihrer normalen Lebenstätigkeit und zur Abwehr von Krankheiten. Zum anderen vermitteln Schüßler-Salze dem Körper Heil-Impulse – der bei Krankheit gestörte Mineralstoffwechsel normalisiert sich, fehlgesteuerte Stoffwechselfunktionen werden wieder ins Gleichgewicht gebracht, der Selbstheilungsprozess wird aktiviert.

Mit diesem Kompass möchte ich Sie begleiten bei der Behandlung von Beschwerden und Krankheiten mit Schüßler-Salzen; um Ihnen dabei zusätzliche Sicherheit zu vermitteln, ist jeweils auf die Grenzen der Selbstbehandlung hingewiesen.

Darüber hinaus erläutere ich Ihnen, welche Aufgaben Salze im Körper haben, welche Stoffwechselfunktionen sie möglich machen und wie sie bei Krankheiten helfen können.

Informieren Sie sich bitte vor Behandlungsbeginn über diese Methode – je mehr Sie darüber wissen, desto besser können Sie sich und Ihrer Familie im Krankheitsfall helfen. Beginnen Sie mit der Einnahme der Salze bereits bei den ersten Anzeichen einer Störung; oft ist es verblüffend, wie schnell Heilung möglich ist.

Günther H. Heepen

Biochemie – die Grundlagen

Mineralstoffe – lebenswichtige Nährstoffe

Mineralstoffe sind für den Körper von entscheidender Bedeutung. Wie Vitamine sind es lebenswichtige Nährstoffe, chemische Elemente (anorganische Salze), die wir mit der Nahrung aufnehmen müssen. Der Körper baut sie zwar ein und um, kann sie aber nicht selbst bilden. Sie ermöglichen den reibungslosen Ablauf des Stoffwechsels und fördern weit mehr als nur Wohlbefinden und Gesundheit.

In der Medizin wird unterschieden zwischen Makro- und Mikronährstoffen. Makronährstoffe (*makro*, griechisch: groß) braucht der Körper in größeren Mengen, zum Beispiel Kalzium, Natrium, Kalium, Phosphor, Chlorid und Magnesium. Mikronährstoffe (*mikro*, griechisch: klein), auch Spurenelemente genannt, braucht der Körper nur in »Spuren«, so Aluminium, Silizium, Eisen, Fluor, Kupfer, Jod und Zink.

Viele Spurenelemente sind Bestandteil von Enzymen (Fermente), der für den Stoffwechsel unentbehrlichen Eiweißkörper, und von Hormonen, der Botenstoffe des Körpers. Die über 80 Mineralstoffe und Spurenelemente werden als essentiell bezeichnet, weil sie lebensnotwendig sind.

> Dass Mineralstoffe auf Körper, Seele und Geist einwirken und es zu Krankheiten kommt, wenn sie im Körper nicht im richtigen Verhältnis zueinander vorhanden sind, bestätigt heute die aus den USA stammende Orthomolekulare Medizin (→ Seite 183), die sich mit Vitaminen, Aminosäuren und Mineralstoffen beschäftigt.

Biochemie – ein Naturheilverfahren

Der Begriff »Biochemie« (abgeleitet aus dem Griechischen, *bios*: Leben, und *Chemie*: die Wissenschaft der Elemente) hat heute in der Medizin zweierlei Bedeutung:

Naturwissenschaftlich wurde dieser Begriff 1877 geprägt, um das Grenzgebiet zwischen Chemie, Medizin und Biologie zu benennen. Es ist die Lehre von den chemischen Vorgängen im Organismus, zum Beispiel Atmung, Stoffwechsel und Sekretion.

> Der Arzt Wilhelm Schüßler (1821 bis 1898) wählte den Begriff »Biochemie« für seine Heilmethode, die auf der Annahme gründet, dass Erkrankungen auf den Mangel bestimmter Mineralstoffe (anorganische Stoffe) im Körper zurückzuführen und durch systematische Zufuhr dieser Stoffe zu heilen sind. Die von ihm verwendeten Mineralstoffe, die Salze, bezeichnete er als »Funktionsmittel«.

Neue Erkenntnisse in der Medizin

Mitte bis Ende des 19. Jahrhunderts trat eine Wende in der Medizin ein. Die bis dahin geltende Humoralpathologie, eine aus der Antike stammende Theorie, mit der Krankheiten durch fehlerhafte Zusammensetzung der Körpersäfte (Blut, Galle, Urin, Speichel, Magensaft) erklärt wurden, war in die Kritik geraten. Ihre exzessiven, oft tödlich verlaufenden Therapien zur Wiederherstellung des Säftegleichgewichts, wie Aderlass, Brechkuren und künstlich erzeugte Durchfälle, hatten für viele Ärzte mit einer menschenwürdigen Medizin nichts mehr zu tun. Die Ärzte Samuel Hahnemann (1755 bis 1843), Begründer der Homöopathie, und Wilhelm Schüßler haben dies oft kritisiert.

Zu einem Umdenken in der Medizin trugen neue, für die damalige Zeit revolutionäre Forschungen bei. Dazu zählte die Zellularpathologie des Berliner Professors Rudolf Virchow (1821 bis 1902), der die gestörte Zelle für das Entstehen von Krankheiten verantwortlich machte:

> *»Das Wesen der Krankheit ist die pathogen* (krankhaft) *veränderte Zelle.«*

Die Entdeckung von Keimen, also von Krankheitserregern wie Bakterien und Pilze, die als Verursacher von Infektionskrankheiten entlarvt wurden, veränderte ebenfalls viele der geltenden Theorien von Krankheit und Siechtum. Begeistert nahmen die Mediziner jener Zeit auch die Forschungsarbeiten von Professor Jacob Moleschott (1822 bis 1893) auf; er wies nach:

> *»Der Bau und die Lebensfähigkeit der Organe ist durch die notwendigen Mengen der anorganischen Bestandteile bedingt.«*

Biochemie – die Grundlagen

Vor allem eine Aussage Moleschotts erweckte Schüßlers Interesse und veranlasste ihn zu weiteren Forschungen:

> »... die Stoffe, die bei der Verbrennung zurückbleiben, die so genannten Aschebestandteile, gehören zu der formgebenden und artbedingten Grundlage der Gewebe: Kein Knochen ohne Knochenerde, kein Blut ohne Eisen, kein Speichel ohne Chlorkalium.«

Von der Homöopathie zur Biochemie

Dr. med. Wilhelm Heinrich Schüßler wurde am 21. August 1821 im norddeutschen Bad Zwischenahn im Ammerland geboren und starb am 30. März 1898 in Oldenburg. Er beherrschte sechs Fremdsprachen, darunter Sanskrit. Vor dem Medizinstudium verdiente er seinen Lebensunterhalt als Privatlehrer und als Amtsschreiber der Stadt Oldenburg und setzte sich mit der Homöopathie von Samuel Hahnemann auseinander.

> Der deutsche Arzt Dr. Samuel Hahnemann hat Ende des 18. Jahrhunderts die Ähnlichkeitsregel entdeckt: »Ähnliches möge mit Ähnlichem geheilt werden.« In der Homöopathie wird demzufolge das Mittel, das beim Gesunden bestimmte Symptome (Krankheitszeichen) auslöst, zur Behandlung genau dieser Symptome beim Kranken eingesetzt. Dazu wird das Mittel potenziert (→ Seite 11).

Ein Beispiel: Die Inhaltsstoffe der Zwiebel, durch Zerschneiden freigesetzt, lösen bei vielen Menschen Brennen der Augen und Tränenreiz aus. In der Homöopathie wird die Zwiebel (botanischer Name Allium cepa) als Allium cepa D6 bei Brennen der Augen und Tränenreiz eines Kranken verordnet.
Schüßlers Interesse für die Homöopathie wurde immer größer; mit 30 Jahren fasste er den Entschluss, Heilpraktiker zu werden. Seine Freunde jedoch ermunterten ihn dazu, Medizin zu studieren. Im Alter von 31 Jahren nahm er sein Medizinstudium in Paris auf, wechselte an die Universität in Berlin und promovierte in Gießen; anschließend studierte er weitere drei Semester in Prag. Nach dem medizinischen Staatsexamen ließ er sich in Oldenburg als Arzt, Wundarzt und Geburtshelfer nieder.

Von Anfang an war ihm klar, dass er als Arzt homöopathisch behandeln wollte. Als erster und einziger Anhänger Hahnemanns im Großherzogtum Oldenburg hatte er keinen leichten Stand unter seinen ärztlichen Kollegen; er wurde oft angefeindet, weil diese Heilmethode wissenschaftlich nicht anerkannt war.

Krankheit – Ausdruck von Mineralstoff-Mangel

Schon im Jahre 1855 vermutete Schüßler, dass Krankheiten Ausdruck von Mangel sein müssten, den man therapeutisch beheben könne, und zwar auf der Ebene der kleinsten Lebenseinheit im Körper, der Zelle. Weitere Aspekte waren für Schüßler Grund, nach einer neuen Heilmethode zu suchen: die damals mehr als 300 Mittel in den Arzneibeschreibungen der Homöopathie (heute sind es weit über 3000) und die Tatsache, dass ihre individuelle Auswahl immens viel Zeit erfordert.

> Schüßler wollte eine Therapie schaffen, die es auch dem medizinischen Laien ermöglicht, sich selbst wirkungsvoll und schnell zu helfen. Ihm sei die Volksgesundheit wichtig, die nur mit einer Volksheilmethode zu erreichen ist, so sagte er einem Freund. Im Übrigen müsse es eine Therapie sein, die logisch sei, auf einer sicheren, wissenschaftlich nachvollziehbaren Basis stehe und bei allen heilbaren Krankheiten helfen könne. Gehe man von der Theorie eines Mangels an Stoffen im Körper aus, so würde die Ähnlichkeitsregel der Homöopathie (→ Seite 9) nicht mehr gelten. Denn, so Schüßler, hier gelte es, neue Gesetzmäßigkeiten zu entdecken.

Als er 1870 von den Arbeiten Jacob Moleschotts las, hatte Schüßler seine grundlegende Idee,
➤ dass die Mineralstoffe, die in der Zelle alle wichtigen Lebensvorgänge beeinflussen, die Mittel der Wahl sein könnten
➤ und dass beim Fehlen der Mineralstoffe Krankheiten entstehen, die durch Gabe ebendieser Mineralstoffe zu heilen seien.
Er experimentierte und fand heraus, dass die wenigen von Moleschott nachgewiesenen Mineralverbindungen, wenn man sie homöopathisch aufbereitet (→ Seite 11), beachtliche Heilprozesse im Körper in Gang setzen. Und homöopathisch mussten sie aufbereitet werden, damit ihre kleinsten Teilchen (die Moleküle = kleinste Stoffeinheit) fein genug waren, die Schleimhäute von

Schlund und Speiseröhre zu durchdringen, um so vom Körper aufgenommen zu werden. Nun hatte er endlich Antworten auf Fragen, die ihn seit Jahren beschäftigten.

Homöopathische Aufbereitung der Mittel (Potenzierung)

Um Schüßlers Gedankengänge und seine Forschungsarbeiten zu verstehen – und zu würdigen –, ist es wichtig, genauer über die Potenzierung von Homöopathika Bescheid zu wissen:
Die homöopathischen Arzneimittel werden dem Kranken als Verdünnung der Ursubstanz gegeben (Ursubstanz der Zwiebel beispielsweise ist der frische Saft); die Verdünnung bezeichnete Samuel Hahnemann als »Potenz«, die schrittweise Verdünnung der Ursubstanz als »Potenzierung«:
Feste Ausgangsstoffe (wie Salze) werden mit Milchzucker in einem Mörser rhythmisch verrieben, flüssige Ausgangsstoffe mit Alkohol/Wasser rhythmisch verschüttelt. Jeweils 1 Teil Ursubstanz wird mit 9 Teilen Milchzucker verrieben oder mit 9 Teilen Alkohol/Wasser verschüttelt.

> **Die Potenzierung kommt einer Dynamisierung gleich – die homöopathische Arznei (die Ursubstanz) gewinnt durch den Potenzierungsvorgang an Heilkraft.**

»D6« im Namen kennzeichnet das Mittel: Das »D« bezeichnet die Art der Potenzierung (D = Dezimalverdünnung, Potenzierung in Zehnerschritten), die »6« sagt aus, wie viele solcher Verdünnungsschritte durchgeführt wurden.
D1 bedeutet, Ursubstanz und Trägerstoff stehen im Verhältnis von 1:10, die D1-Potenz enthält ein Zehntel der Ursubstanz;
D2 bedeutet eine Verdünnung von 1:100, die D2-Potenz enthält ein Hundertstel der Ursubstanz.
Anders ausgedrückt: Für die D2 wird ein Teil D1 mit 9 Teilen Trägerstoff (Milchzucker) oder Trägerlösung (Alkohol oder Wasser) verdünnt, für die D3 ein Teil D2 mit 9 Teilen Trägerstoff. Auf diese Weise werden alle weiteren Potenzen hergestellt.
Auch bei den Schüßler-Salzen sind Dezimalpotenzen gebräuchlich. Calcium fluoratum D12 bedeutet zum Beispiel, dass es sich um eine Potenzierung handelt, in der noch ein billionstel Teil des Salzes Kalziumfluorid vorhanden ist.

Jahrelange Forschungsarbeit führt zum Ziel

Da Schüßler bereits lange, bevor er Moleschotts Arbeiten las, mit der Homöopathie gearbeitet hatte, konnte er für seine neue Heilmethode auf diesem Wissen aufbauen. Seine Experimente mit homöopathisch aufbereiteten Mineralstoffen führten ihn zu zwölf Salzen, von denen er später eines wieder verwarf; er therapierte fortan mit elf Salzen.

Schüßler fragte zunächst nach der Wirkungsweise der Salze und nach ihren Aufgaben im Körper (→ Seite 7). Dann verabreichte er die potenzierten Salze seinen Patienten, was ihm einen Zulauf von jährlich etwa 12 000 Konsultationen einbrachte. Er sah seine Theorie in der Praxis bestätigt, verfeinerte sie und behandelte von 1873 bis 1898 ausschließlich biochemisch. Wie wir heute wissen, war Schüßler mit dieser Erkenntnis seiner Zeit voraus:

> Potenzierte Salze verhalten sich im Körper ebenso wie nichtpotenzierte Salze, denn auch sie können Mangelzustände in der Zelle ausgleichen.

Der Homöopath Dr. Julius Mezger schrieb 1951, dass feinstofflich (potenziert) zugeführte Salze sogar mehr bewirken als grobstofflich zugeführte: In minimalen Mengen, also potenziert, stellen die Mineralstoffe dem Körper nicht nur die benötigten Moleküle zur Verfügung, sondern beeinflussen auch deren Resorption, kurzum: den Stoffwechsel des entsprechenden Salzes.

> Schüßler-Salze aktivieren die im Körper vorhandenen Mineralstoffe und haben so einen normalisierenden Einfluss auf die Bilanz des jeweiligen Stoffes. Denn um die normalen Funktionen im Organismus wieder herzustellen oder gestörte Funktionskreise zu normalisieren (Grundregulation), ist es wichtig, mit sanften Therapiemethoden in die körpereigenen Regelsysteme einzugreifen. Und dies vermag die Biochemie nach Schüßler auf eindrucksvolle Weise.

SALZE UND WAS SIE IM KÖRPER BEWIRKEN

Salze (Mineralstoffe) sind chemische Verbindungen von Metallen und Nichtmetallen; Verbindungen, die durch Einwirkung von Säuren auf Basen unter Wasserabspaltung entstehen. Bei allen Salzen (also auch bei den Schüßler-Salzen) bezeichnet das erste Wort den metallischen, das zweite den nichtmetallischen Anteil.

> Salze setzen sich zusammen aus kleinsten Teilchen, den Ionen (Ionenbindung).

Beispiel für Metalle sind Kalzium, Kupfer und Magnesium. Oft bilden Säuren den nichtmetallischen Anteil, beispielsweise Acidum phosphoricum (Phosphorsäure) oder Acidum sulfuricum (Schwefelsäure). Die Salze der Schwefelsäure werden Sulfate genannt (zum Beispiel: Kaliumsulfat = Kalium sulfuricum), die Salze der Phosphorsäure Phosphate oder auch phosphorsaure Salze (zum Beispiel: Eisenphosphat = Ferrum phosphoricum).

> Manche Salze sind im Körper außerdem Bestandteil von Enzymen (→ Seite 7), die, obwohl sie nur in geringer Menge benötigt werden, lebensnotwendig sind. Zu diesen Salzen zählen Eisen, Magnesium, Kupfer und Zink.

So gesehen haben wir bei allen potenzierten Salzen zwei wesentliche Effekte, die abhängig sind von der Potenz: einen Nährstoffeffekt und einen Regulations- oder Signaleffekt.
Viele der heute gesicherten wissenschaftlichen Erkenntnisse waren zu Schüßlers Zeit noch unbekannt. Er erarbeitete sich seine Erkenntnisse durch mikroskopische Untersuchungen der Asche von Leichen und fand so heraus, welche Salze (außer den von Moleschott bereits nachgewiesenen Mineralverbindungen) in Organen und Geweben des menschlichen Körpers vorkommen. Die Ergebnisse seiner Arbeit veröffentlichte er 1874.
Phänomenal ist dabei, dass erst viel später, zum Teil erst in unserer Zeit mit modernsten Methoden bewiesen werden konnte, dass alle von ihm beschriebenen Salze tatsächlich in den Organen des Menschen vorkommen, die er benannt hat.

> Dank seiner Forschung war Schüßler in der Lage, die Wirkung seiner Salze logisch und nachvollziehbar zu erklären. Seinen Wunsch, eine fundierte und praktikable Heilmethode zu schaffen, hat er sich damit selbst erfüllt.

Mineralstoff-Mangel in der Zelle

Schüßler sprach von Mangelerscheinungen in den Zellen des menschlichen Organismus und von Störungen der Molekülbewegung, ausgelöst durch krank machende Reize wie Kälte, Hitze, Bakterien, Viren oder Verletzungen. Es war ihm klar, dass seine Heilmittel nur dann in der Zelle ihre Wirkung entfalten können, wenn sie so aufbereitet sind, dass sie die Zellmembran (das Zellhäutchen) durchdringen.

Ein Stoff, dessen Oberfläche durch Verreiben vergrößert wird, so lehrt es die Pharmakologie, wirkt anders als die grobstoffliche Substanz: intensiver und spezifischer.

> Durch die Potenzierung einer Substanz (→ Seite 11) verändert sich ihre biologische Verfügbarkeit im Zielorgan. Es entfaltet sich eine feinere Wirkung, als grobstoffliche, also nichtpotenzierte Stoffe sie haben. Obwohl oft nur wenige Moleküle in die Zelle gelangen, reichen sie aus, um beispielsweise Schmerzen zu stillen, einen Schnupfen zu kurieren oder die Verdauung wieder in Gang zu bringen.

Dass schon kleinste Mengen von Stoffen im Körper große Wirkung haben können, beweist die Hormonforschung: Geringe Hormonmengen, vergleichbar dem Substanz-Anteil in einer D6-Verdünnung, können Körperfunktionen zum Stillstand bringen, sie ermöglichen oder beschleunigen.

Mineralstoff-Moleküle und Körperzellen

Auch in den biochemischen Funktionsmitteln erscheint der Salzanteil zum Beispiel bei der D6-Verdünnung außerordentlich gering. Rechnet man aber aus, wie viele Moleküle in einer Tablette (= 0,25 g) enthalten sind, nämlich 2,6 Billiarden, und dass – rein rechnerisch – immerhin 26 Moleküle bei Einnahme dieser Tablette auf jede unserer 100 Billionen Körperzellen entfallen, ergibt sich ein anderes Bild.

So benötigt der Körper etwa bei Schnupfen die heilsamen Natrium chloratum-Moleküle nur in der Nasenschleimhaut (unter anderem um die Schleimhaut feucht zu halten). Da der Körper die Wirkstoffe stets dahin transportiert, wo sie gebraucht werden, stehen ihm dort weit mehr Moleküle zur Verfügung, als wenn sie auf alle Körperzellen verteilt werden müssten.

Biochemie – die Grundlagen

Die Angaben über die Zahl der Mineralstoffe im Körper schwanken; vermutlich sind es über 80. Wie der Physiker Dr. Wolfgang Ludwig, Leiter des Instituts für Biophysik in Horb, 1999 schreibt (→ Bücher Seite 186), sind die einzelnen Mineralstoffe in den Zellen in exakt demselben Verhältnis vorhanden wie in der Erdkruste. Auch im Meerwasser findet man dieses Verhältnis.

> Das bedeutet, dass Mensch und Tier die Natur, den Kosmos – zumindest in Bezug auf Mineralstoffe – in sich tragen. Auch dies wird verständlich: Mineralstoffe haben für die Lebensfähigkeit von Mensch und Tier eine immense Bedeutung.

Ionen, ihre Funktion in der Zelle

Die in und außerhalb der Zelle gelösten Mineralstoffe (Salze) liegen in Form elektrisch geladener Teilchen (Ionen) vor und werden als Elektrolyte bezeichnet, weil sie elektrischen Strom leiten. Man unterscheidet zwischen positiv geladenen Ionen, Kationen genannt – sie wandern zum Minuspol (Kathode) –, und negativ geladenen Ionen, als Anionen bezeichnet – sie wandern zum Pluspol (Anode).

> Störungen im Elektrolythaushalt verändern (wie alle Krankheiten) stets die Fähigkeit der Zellmembranen, Stoffe auszutauschen. In diesen Fällen wirken Schüßler-Salze regulierend und fördern so die Heilung.

Damit Ionen ihre Funktion im Körper wahrnehmen können, brauchen sie ein wässriges Milieu. Der Wassergehalt des menschlichen Organismus hängt von Geschlecht und Alter ab. Bei Männern liegt er bei 60 % des Körpergewichts, bei Frauen bei 50 %, bei Kindern bei 70 %. 84 % des Körperwassers befinden sich in den Geweben und den Gewebezwischenräumen außerhalb der Zelle, 16 % Wasser innerhalb der Zelle.

> Um das Gleichgewicht der Ionen zu gewährleisten, ist eine ausreichende Wasserzufuhr für den Organismus ebenso wichtig wie die regulierende Tätigkeit der Nieren und der anderen am Wasserhaushalt beteiligten Organe. Deshalb ist es so wichtig, dass ausreichend getrunken wird.

Kristallsalz und Biochemie

Interessant sind Untersuchungen aus dem Jahr 2000. Der Biophysiker Peter Ferreira (→ Bücher Seite 186) schreibt, dass Salze nur im gelösten Zustand von der Zelle aufgenommen werden können und eine Masse unter einem $1/10\,000$ Gramm aufweisen müssen. In seinen Veröffentlichungen und Vorträgen bezieht sich Ferreira auf Steinsalz, das in Millionen von Jahren durch den Druck von meterdickem Gestein komprimiert wurde, wodurch sich die Partikel so verändern, dass sie menschliche und tierische Zellmembranen passieren können.

Die Arbeiten Ferreiras bestätigen Schüßlers Lehre von der Heilwirkung und der Regulation physiologischer Vorgänge im Körper durch homogene (gleichartige) Stoffe.

Ferreiras Theorien einer Salztherapie können als Ergänzung zur Schüßler-Therapie gesehen werden und lassen sich in jedes Behandlungskonzept integrieren.

Da mit Schüßler-Salzen der grobstoffliche Bedarf des Körpers an Mineralstoffen nicht aufgefüllt werden kann, müssen sie entweder über die Nahrung oder als Tabletten aufgenommen werden. Im Kristallsalz, beispielsweise aus dem Himalaja, sind alle 80 bekannten Mineralstoffe enthalten. Damit kann der grobstoffliche Anteil von Mineralstoffen auf einfache und kostengünstige Art zugeführt werden.

> Die Praxis zeigt, dass Kristallsalz – als Nahrungsergänzung zu den heute vielmals denaturierten, raffinierten oder chemisch veränderten Nahrungsmitteln – eine sinnvolle Erweiterung der biochemischen Therapie darstellt.

Auch hier muss wieder Schüßlers Leistung betont werden: Er zerkleinert die Mineralsalze durch Verreibung so, dass sie die Zellmembran passieren können – von den Arbeiten Ferreiras konnte er zu seiner Zeit noch nichts wissen.

Salz – eine Schwingung?

Schwingung bedeutet, dass von einem Stoff rhythmische Frequenzen ausgesandt werden, die man in der Einheit »Hertz« (Hz) misst. Eine Schwingung hören wir beispielsweise, wenn ein Radiosender auf der Frequenz 97,1 Megahertz (MHz) empfangen wird. Computerbildschirme und Fernsehgeräte geben, wenn sie eingeschaltet sind, ebenfalls eine kontinuierliche Schwingung ab (160 Hz).

Aus der modernen Physik (Quantenphysik) ist bekannt, dass sich jede Materie auch als Schwingung verstehen lässt: die Erdkruste, ein Stück Holz, die menschlichen Organe und sogar die Zellen. Wir wissen heute auch, dass die menschliche Grundschwingung zwischen 8 und 10 Hertz liegt, die der Zellen bei 250 Megahertz, die der Gehirnwellen bei 7,8 Hertz, und dass das vegetative Nervensystem mit 10 Kilohertz schwingt. Auch die Mineralstoffe, die Kalium-Moleküle beispielsweise, schwingen, und zwar mit einer Frequenz von 21 Hertz.

Schüßler und seine Biochemie – der Zeit voraus

Wie jedes Molekül ist also auch das Mineralstoff-Molekül ständig in Bewegung und sendet elektromagnetische Wellen aus. Alle diese Schwingungen können wir messen, haben also den Beweis dafür, dass die Natur, der Mensch und die Mineralstoffe sich als Schwingung verhalten.

> Wir wissen heute noch mehr: Physiker fanden heraus, dass bestimmte Schwingungen auf den menschlichen Organismus normalisierend, regulierend und heilend wirken können.

Überträgt man auf einen menschlichen Körper dessen normale, physiologische Schwingung, so stärkt man ihn. Der Physiker Peter Ferreira und die Ärztin Dr. Barbara Hendel haben dazu im Jahr 2000 Versuche mit Leberkranken beschrieben (Leberschwingung 40 Hz), die sich täglich in einem Salzbergwerk aufhielten (Grundschwingung ebenfalls 40 Hz): Nach einiger Zeit besserten sich Blutlaborwerte und Befinden der Patienten. Dieses Beispiel belegt erneut auf eindrucksvolle Weise, wie Gleiches mit Gleichem reguliert werden kann.

Schüßler war auch in dieser Hinsicht seiner Zeit weit voraus. Ohne Kenntnis der heutigen Schwingungstheorie hat er seine Vermutung schon vor 130 Jahren einem Freund mitgeteilt:

> *»Die Schwingungen der Zellensalze sind sicher ein wichtiger Faktor im Leben der Zelle des Mikroorganismus im Körperhaushalt des Menschen.«*

Vielleicht wird man eines Tages nachweisen, dass nicht zuletzt das Schwingungspotenzial der Schüßler-Salze mitverantwortlich ist für deren Wirkung im Körper, etwa indem es mit Organen und Zellen in Resonanz tritt.

BEWEISE FÜR DIE HEILWIRKUNG DER BIOCHEMIE

Die Biochemie von Dr. Schüßler ist in erster Linie eine Erfahrungsheilkunde. Doch bereits vor dem Zweiten Weltkrieg wurde in Berlin-Babelsberg die Stichhaltigkeit der Schüßler-Therapie von den wissenschaftlichen Forschungseinrichtungen des Biochemischen Bundes Deutschlands (BBD) mit aufwändigen analytischen Methoden bewiesen. Ärzte, Biologen, Heilpraktiker und Chemiker setzten sich dabei mit Schüßlers Erkenntnissen auseinander und dokumentierten die Ergebnisse ihrer Forschungen. Diese Einrichtungen und deren wertvolle Unterlagen wurden im Zweiten Weltkrieg vernichtet.

Der Ruf nach wissenschaftlichen Beweisen für die Wirksamkeit der Biochemie ist keine Forderung ihrer Anhänger, sondern ihrer Gegner. Fachleute und Patienten dagegen schwören auf die Heilmethode, weil sie sich millionenfach im Alltag bewährt hat. Wissenschaftliche Beweise sind ein finanzieller Kraftakt, den sich weder die biochemischen Gesundheitsvereine noch ihr Dachverband oder die Hersteller der Schüßler-Salze leisten können. Klinische Studien kosten Hunderttausende bis Millionen Euro. Umso erfreulicher ist es, wenn in anderen wissenschaftlichen Studien die Wirkung von Salzen dokumentiert wird:

➤ Eine aktuelle Laborstudie kommt aus Italien (Dres. Palermo, Poggi und Manduca, Fachbereiche Onkologie, Biologie und Genetik, Universität Genua). Die Wissenschaftler untersuchten die Wirkung eines homöopathischen Komplexmittels bei Osteoporose. Dieses Mittel setzt sich zusammen aus Schüßler-Salzen, von denen die Potenzen D6 und D12 gemischt wurden: Calcium fluoratum D6/D12, Magnesium phosphoricum D6/D12 und Silicea D6/D12. Die Salzkombination bewirkte nach einigen Wochen der Anwendung, dass die Osteogenese (die Knochenbildung durch Ausscheidung von Knochengrundsubstanz über die Knochenbildungszellen) deutlich anstieg und die Einlagerung von Kalzium in die Knochen erhöht wurde. Damit wurde eine deutliche Besserung der Osteoporose-Symptome erzielt. Weitere Forschungen sollen nun zeigen, ob auch eine Heilung möglich ist.

Biochemie – die Grundlagen

- Zwei Untersuchungen über Silizium und Kochsalz bestätigen ein schon lange in der Biochemie praktiziertes Vorgehen: In einer japanischen Studie wurde in der Wundnachsorge ein Silizium-Gel acht Wochen lang auf hypertrophe (durch Zellwachstum vergrößerte) Narben aufgetragen. Ergebnis: Alle Narben, die mindestens 12 Stunden täglich behandelt wurden (beispielsweise mit Salbenumschlägen), sahen nach vier, acht und zwölf Wochen deutlich besser aus als die Narben von nicht behandelten Menschen in der Kontrollgruppe.
- Der Sozialmediziner Thomas Schmidt von der Medizinischen Hochschule in Hannover untersuchte 1997 die vorbeugende Wirkung von Kochsalzspülungen bei Schnupfen. Mit einer einprozentigen Salzlösung spülte sich eine Gruppe von Rekruten täglich die Nase, in einer Kontrollgruppe geschah dies nicht. Die Rekruten, die sich behandelten, waren im Schnitt in der winterlichen Erkältungszeit innerhalb von sechs Wochen nur einen halben Tag krank, während die Rekruten der Kontrollgruppe fast zwei Tage ausfielen. Kochsalz, so Schmidt, verhindere das Austrocknen der Nasenschleimhaut und mache sie widerstandsfähiger gegen Viren.

ÜBER DIE SCHÜSSLER-SALZE
Pulver, Tabletten, Globuli und Tropfen

Schüßler gab die Salze als potenziertes Pulver, das in Wasser aufgelöst und schluckweise getrunken wurde, um die Aufnahme über die Mundschleimhaut zu fördern. Heute gibt es Tabletten, Pulver und Salben, zusätzlich homöopathische Globuli (Streukügelchen) mit identischem Wirkstoff, die aber meist erst in höheren Potenzen – D8 und höher – hergestellt werden.

> Menschen, die den Milchzucker in Schüßler-Salzen nicht vertragen, sollten die alkoholische Lösung (Tropfen), Kinder und Menschen, die Alkohol nicht vertragen, sollten Globuli einnehmen.

Schüßler-Salz als Globuli oder Tropfen werden in der Apotheke nicht mit der Nummer verlangt, sondern mit Namen und Potenzangabe. Enthalten ist dasselbe Salz in der gleichen Potenz, nur in einem anderen Lösungsmedium; auch der Herstellungsvorgang ist identisch – einziger Nachteil: Diese Mittel sind homöopathische Einzelanfertigungen und deshalb etwas teurer.

> **Für die Einnahme gilt:** 10 Tropfen oder 10 Globuli = 1 Tablette.

Ergänzungsmittel erweitern die Basisreihe

Obwohl Wilhelm Schüßler seinen zuletzt elf Salze umfassenden Arzneimittelschatz für ausreichend hielt, haben seine Anhänger Anfang des 20. Jahrhunderts zu den zwölf Basissalzen weitere zwölf hinzugenommen. Neun dieser Ergänzungssalze stammen von dem 1876 geborenen Dieter Schöpwinkel aus Mülheim/Ruhr, der viele internationale Studien zu Mineralstoffen auswertete und streng im Sinne Schüßlers vorging. Die von ihm eingeführten Mineralstoffe und Spurenelemente erwiesen sich in vielen Fällen, in denen die Basissalze nicht halfen, als erfolgreich.

> Die Salze der Nummern 12 bis 24 ergänzen die Therapie mit den Basismitteln (Nr. 1 bis Nr. 11) und komplettieren sie.

Schöpwinkel wurde 1930 für seine Verdienste um die Biochemie an der Université Voltaire de France in Paris zum Ehrenprofessor ernannt, er war außerdem im Besitz mehrerer ausländischer Doktorgrade sowie Präsident des National College of Polar Biochemistry der Sri Venkatesh-Universität in Poona/Indien. Noch heute ist die Biochemie in Indien sehr verbreitet.

Einer der großen indischen Biochemiker war der 1975 verstorbene Rechtsanwalt und Laienbehandler B. S. Darbari, der über 200 000 Menschen biochemisch behandelte. Im Laufe seiner 55-jährigen Praxis hat er Mittelkombinationen entwickelt.

> **Das Prinzip:** Er stellte seinen Patienten alle für die Behandlung ihrer Krankheit passenden Mittel zusammen, ließ sie von jedem Mittel 1 bis 2 Tabletten in Wasser auflösen und diese Lösung tagsüber schluckweise trinken. Da die potenzierten Salze sich gegenseitig nicht beeinflussen oder in der Wirkung aufheben, ist dieses Verfahren auch ohne Kenntnis der Darbari-Kombinationen ohne weiteres möglich.

DIE 24 SCHÜSSLER-SALZE UND IHRE WIRKUNG

ÜBER DIE BESCHREIBUNGEN DER SALZE

Die Erläuterung der einzelnen Salze und ihrer Wirkung soll Ihnen bei der Wahl des richtigen Salzes helfen. Sie werden über typische Merkmale, die auf ein Salz hinweisen, informiert und finden manchen zusätzlichen Behandlungstipp. Das Nachlesen lohnt sich also! Jede Beschreibung bietet umfangreiche Information zu:

- natürlichem Vorkommen im Körper
- biochemischer Wirkungsweise des Salzes im Körper
- typischen Merkmalen, die auf das Salz als Heilmittel hinweisen (Antlitzzeichen/Signaturen)
- Besonderheiten und Faktoren, Ihre Beschwerden betreffend (Modalitäten)

Was sind Modalitäten?

Das auch in der Homöopathie gebräuchliche Wort »Modalität« (lateinisch: Art und Weise, Ausführungsart) beschreibt, durch welche äußeren und inneren Einflüsse Beschwerden sich verschlimmern oder besser werden. Das Wissen, wann und wie Beschwerden sich verändern, kann in bestimmten Situationen die Wahl des Salzes mitbestimmen. Modalitäten haben jedoch lediglich hinweisenden Charakter, bestimmend für die Wahl des Salzes sind stets die Beschwerden.

Was ist Antlitz- und Signaturendiagnostik?

Antlitzdiagnostik ist die Lehre von krankheitsbedingt auftretenden Zeichen (Signaturen) am Körper wie Hautveränderungen (zum Beispiel Farbe, Struktur, Falten, Trockenheit) oder Haar- und Nagelveränderungen aufgrund eines Mineralstoff-Mangels. Sie geben einen ersten Hinweis auf fehlende Salze.

Die Antlitzdiagnostik der Biochemie macht es etwa möglich, einen Mineralstoff-Mangel daran zu erkennen, dass er sich im Gesicht zeigt. Solche Zeichen gibt es für die Salze von Nr. 1, Calcium fluoratum, bis Nr. 11, Silicea. Sie wurden gesammelt von Dr. h. c. Kurt Hickethier (1891 bis 1958), einem heilkundigen Sanatoriumsleiter, der die Antlitzdiagnostik aus den wenigen Angaben Schüßlers weiterentwickelt und systematisiert hat.

> Die charakteristischen Signaturen, die ein Salzmangel optisch hinterlässt, lassen sich am besten im hellen Tageslicht werten. Make-up und Cremes verfälschen das natürliche Hautbild.

Es gibt akute Signaturen, zum Beispiel die für Magnesium phosphoricum oder Ferrum phosphoricum, die bei einer fachgerechten Behandlung schnell wieder verschwinden. Es gibt aber auch Mangelzeichen, die sich über Jahre oder Jahrzehnte entwickelt und sich der Hautstruktur so stark eingeprägt haben, dass sie nicht mehr beseitigt werden können.
Einige Heilpraktiker behandeln ihre Patienten ausschließlich nach antlitzdiagnostischen Kriterien. Ich beziehe die Antlitzdiagnostik in die Betrachtung und Untersuchung des Patienten ein, werte aber für die Verordnung von Salzen auch Beschwerdebild, Begleitsymptome und krankheitsbedingte Abläufe im Körper; nur so lassen sich nach meiner Auffassung die fehlenden Salze exakt bestimmen.

Die biochemischen Salze Nr. 1 bis Nr. 24

Nr. 1: *Calcium fluoratum D12 (Kalziumfluorid)*
Kalziumfluorid kommt natürlicherweise in Knochen, der Haut, in Sehnen, Bändern, Gefäßen und im Zahnschmelz vor. Fluor bildet mit Kalzium eine Verbindung, die das Mineralgerüst (Mineralmatrix) von Knochen und Zähnen stabilisiert und unter anderem vorzeitigen Zahnverfall verhindert.

So wirkt Calcium fluoratum im Körper
Dieses Salz wirkt festigend, denn es kräftigt den Zahnschmelz und schützt so vor Karies. Kalziumfluorid in einer Verdünnung von einem Milligramm auf einen Liter Wasser (vergleichbar der D6-Verdünnung) ist das einzige Mineral, das Zahnschmelz und Knochen härtet. Da es den Knochen festigt, unterstützt es die Osteoporosebehandlung (Knochenschwund).
Außerdem kräftigt dieses Salz Bänder und Sehnen und macht faltige und schlaffe Haut wieder fest, auch wenn sie Streifen zeigt, zum Beispiel nach der Schwangerschaft, oder durch Strahlenbehandlung angegriffen ist (Strahlenekzeme).
Es ist auch das Elastizitätsmittel der Biochemie. Keratin, ein Hornstoff (Skleroprotein), ist in allen Hornsubstanzen der Haut zu finden; produziert der Körper zu viel Keratin, führt dies zu Schuppenflechte, Haut- und Nagelpilzerkrankungen, wuchern-

dem Narbengewebe, Hornhaut und rissiger Haut. Bei diesen Symptomen braucht der Körper das keratinauflösende Salz Calcium fluoratum, das auch Keratolytikum (hornstoffauflösendes Mittel) genannt wird.

Signaturen und Antlitzzeichen

Zu den spontan auffälligen Signaturen zählen die erschlaffte Haut im Gesicht und am Bauch, verformte Fingernägel (auch bei Silizium-Mangel, → Seite 37), Karies, Wirbelsäulenfehlstellungen, harte Warzen, übermäßige Hornhaut, Spreiz- und Senkfuß, Sehnen- und Bänderschwäche, Venenerschlaffung (Krampfadern, Besenreiser, Hämorrhoiden), rissige und harte, wie gegerbt wirkende Haut. Bleiben Schwangerschaftsstreifen bestehen und verlieren die Zähne nach der Schwangerschaft ihren Halt, kann dies ebenfalls auf einen Mangel an Calcium fluoratum hindeuten.

Im Gesicht fallen kleine Quer- und Längsfalten, »Würfelfalten«, unter dem Auge auf (zur Nase hin), auch unter dem Unterlid bei starkem Mangel. Häufig ist der Grund darunter schwärzlich-rötlich. An den Oberlidern kann eine feine Fältelung auftreten.

Nr. 2: Calcium phosphoricum D6 (Kalziumphosphat)

Kalziumphosphat ist das wichtigste Knochensalz und Aufbaumittel der Biochemie. Der Körper braucht es zur Mineralisation der Knochen und der Zähne. Phosphorsaurer Kalk ist in Knochen-, Muskel-, Gefäß-, Nerven-, Gehirn- und Leberzellen enthalten. Calcium phosphoricum ist auch das Salz bei Erkrankungen der Lymphgefäße und der Lymphknoten.

So wirkt Calcium phosphoricum im Körper

Dieses Salz ist als Restaurationsmittel der Biochemie zum Beispiel nach schwächenden Krankheiten angezeigt, es ist auch das Kindermittel unter den Schüßler Salzen (es unterstützt zum Beispiel die Zahnung) und das wichtigste Salz bei Anämie.

Im Knochen kommen Kalzium und Phosphat (Apatit) neben Magnesium natürlicherweise vor, sie bauen das Knochengewebe auf. Kalziumphosphat fördert wie Magnesium die Muskelfunktion und ist am Wachstum der Zähne beteiligt. Ähnlich wie Magnesiumsalze wirken die Kalziumsalze entkrampfend und entspannend auf Muskulatur und Nerven. Auch Kalziumphosphat entkrampft und beruhigt. In dieser Funktion kann es bei hyperaktiven Kindern eingesetzt werden (→ ADS, ADHD Seite 171). Calcium phosphoricum löst auch eiweißartige Ergüsse (Exsudate, entzündliche Ausschwitzung aus Gefäßen, angereichert in Körperhöhlen). Die Löslichkeit von Eiweißstoffen ist stark von der Salzkonzentration abhängig. Calcium phosphoricum unterstützt die Funktion der Lymphknoten und fördert den Lymphfluss.

Signaturen und Antlitzzeichen

Zeichen für einen Calcium phosphoricum-Mangel sind sehr auffällig: Der Betroffene wirkt blass und käsig, er fühlt sich matt und schwach. Dieses Bild sieht man häufig bei Kindern nach durchgemachten Erkrankungen. Kinder und Jugendliche wirken auch oft zartgliedrig, sind hochgewachsen und schlank. Auch hier können, wie bei Calcium fluoratum (→ Seite 22), Wirbelsäulenbeschwerden (Verkrümmung, Skoliosen) auf einen schon langjährigen Mangelzustand hinweisen. Bei Wirbelsäulenerkrankungen (auffällig durch Haltungsschäden) ist es deshalb empfehlenswert, stets beide Salze im Wechsel zu verabreichen.
Die blässliche Verfärbung im Gesicht, vor allem an Stirn, Nasenwurzel, Nasenflügel, Ohren, wird auch als »Wachsgesicht« bezeichnet (wie eine Puppe aus dem Wachsfigurenkabinett).

Besonderheit und Modalitäten

Schmerzen, die auf Calcium phosphoricum ansprechen, verschlimmern sich nachts oder in Ruhe.

Nr. 3: Ferrum phosphoricum D12 (Eisenphosphat)

Eisenphosphat ist das Salz, das bei innerlichen und äußerlichen Verletzungen, akuten Erkrankungen wie Infekten oder entzündlichen Erkrankungen in Betracht kommt. Es ist das Akutmittel der Biochemie. Bei Entzündungen hat Schüßler dem Eisenphosphat eine Schlüsselrolle zugewiesen (→ Seite 51).

So wirkt Ferrum phosphoricum im Körper

Eisen zählt zu den essentiellen Spurenelementen, den Elementen, die dem Körper zur Lebenserhaltung zugeführt werden müssen. Es ist Baustein verschiedener Eiweißanteile im Körper, dazu zählen das Myoglobin und Hämoglobin; außerdem ist es Bestandteil verschiedener Enzyme (Peroxidasen, die bei Verbrennungsprozessen mitwirken, indem sie Sauerstoff freisetzen). Ein Drittel

Die 24 Schüßler-Salze und ihre Wirkung

des Eisens ist als Ferritin, einem Eisenspeicher-Protein, im Körper gebunden, 70 % sind im Hämoglobin enthalten, dem roten Farbstoff der Blutkörperchen, und unterstützen so den Sauerstofftransport (auch zum Gehirn zur Verbesserung der Denkleistung), die Bildung neuer Blutkörperchen und die Atmung. Da es an der Synthese von Kollagen beteiligt ist, sorgt Eisen dafür, dass Nägel und Haare schön und elastisch bleiben. Kollagen braucht der Körper auch zum Aufbau von Knochen, Gelenken, Sehnen, Haut, Blutgefäßen und Haaren.

Normalerweise nehmen wir ausreichend Eisen mit der Nahrung auf, in der Schwangerschaft und während der frühkindlichen Entwicklung aber besteht ein höherer Bedarf. Bei Eisenmangel, zum Beispiel bei Darmerkrankungen wie Morbus Crohn, treten Anämie und erhöhte Infektanfälligkeit und verminderte körperliche Leistungsfähigkeit auf.

Phosphat, das Salz der Phosphorsäure, wirkt bei der Energiegewinnung in der Zelle mit und hilft bestimmten Eiweißkörpern im Muskel (Myoglobin), Sauerstoff aufzunehmen und bei Bedarf wieder abzugeben. Dies erklärt die Leistung und Energie bringende Eigenschaft der Phosphate (zum Beispiel bei Gedächtnisleistung und Konzentration). Phosphate kommen im Körper natürlicherweise vor und sind bis zu 8 % in Knochen und Zähnen, zu 10 % in anderen Geweben und zu etwa 2 % im Blut enthalten. Die Nebenschilddrüse regelt die konstante Konzentration der Phosphate im Blut. Erhöht sich die Phosphatkonzentration im Blut, wirkt sich dies auf die Nebenschilddrüse aus – es kommt zu einer vermehrten Hormonabgabe.

Außerdem sind Phosphate an Stoffwechselprozessen beteiligt, an Um-, Ab- und Aufbauvorgängen. Im Blut wirken Phosphate als Puffersubstanz regulierend auf das Verhältnis zwischen Säuren und Basen – sie neutralisieren Säuren wie die Harnsäure oder zu viel Magensäure und verhindern negative Auswirkungen auf den Organismus (zum Beispiel Gicht oder Sodbrennen). Überdies sind Phosphate wichtig für den Nervenstoffwechsel und die elektrische Impulsübertragung von Nerv zu Muskel. Phosphate sind daran beteiligt, dass die aus Verbrennungsprozessen gewonnene Energie in Muskelarbeit umgesetzt und (als Adenosintriphosphat, ATP) gespeichert werden kann. Außerdem wirken sie bei der Gehirn- und Nerventätigkeit mit (»Ohne Phosphor kein Gedanke«); sie sind Bausteine der Erbinformation jeder Zelle und beschleunigen die Blutgerinnung.

Ferrum phosphoricum wirkt auch allgemein schmerzstillend. Es verbessert die Sauerstoffaufnahme durch effektivere (bessere) Ankopplung der Sauerstoffmoleküle an die roten Blutkörperchen (Erythrozyten). Dadurch werden Sauerstoffmangelzustände im Gewebe beseitigt und Heilprozesse eingeleitet. Gelangt mehr Sauerstoff in den Körper, laufen verstärkt Verbrennungsprozesse in der Zelle ab, was zu mehr Energie führt.
Für die Gehirnleistung sind Eisen und Phosphat von Bedeutung: Während Eisen die Sauerstoffzufuhr verbessert, trägt Phosphat zur Energiegewinnung bei und stimuliert die Weiterleitung von Nervenimpulsen: Eiweißkörper (Myoglobin) helfen dem Muskel, mehr Sauerstoff aufzunehmen, um leistungsfähiger zu sein.
Wie alle Schüßler-Salze reguliert Ferrum phosphoricum den spezifischen Stoffwechsel, also die Verteilung von Eisen und Phosphaten im Körper. Bei entzündlichen Erkrankungen beeinflusst dieses Salz die Umverteilung des Eisens in die Abwehrzellen (Makrophagen) der Milz und der Lymphknoten; dadurch können sich eingedrungene Erreger nur eingeschränkt vermehren.

Signaturen und Antlitzzeichen

Auffälligstes Zeichen im Gesicht ist der »Ferrum-Schatten«, eine schwärzlich-bläuliche Verfärbung am inneren Augenwinkel. Die Augen wirken dadurch »hohläugig«, auch die Lider können dunkle Schatten zeigen. Die Erklärung: Bei Erschöpfung, Müdigkeit, Schlafmangel, zu viel Alkohol und Zigaretten sowie im Anfangsstadium einer Erkältungskrankheit leidet der Körper partiell unter Sauerstoffmangel. Bei der Infektion braucht der Organismus den Sauerstoff am Entzündungsherd, das Blut wird durch die fehlende Sauerstoffsättigung dunkler. Das ist deutlich zu sehen an der dünnen Haut im Augenbereich, weil die Gefäße hier durchscheinen: Der Bereich wirkt schwärzlich-bläulich.
Auch nach langem Aufenthalt im Zimmer bei geschlossenem Fenster können diese Mangelzeichen auftreten. Sie können auch chronisch werden.
Ist der Eisenphosphatmangel im Körper stärker, zum Beispiel bei grippalen Infekten, tritt zusätzlich eine leichte Rötung an Ohren, Wangen und Stirn auf.
Weitere Anzeichen für Eisenphosphatmangel: struppige, trockene Haare, welke Haut, Längs- und Querrillen an den Fingernägeln. Die Längsrillen treten auch bei Darmerschlaffung auf und zeigen, dass die Verdauung nicht in Ordnung ist.

BESONDERHEIT UND MODALITÄTEN

Die Beziehung von Eisen zu Infektionskrankheiten wurde bereits um 1960 beschrieben: Man stellte fest, dass in einem Londoner Elendsviertel Kinder, die mit Eisen behandelt wurden, kaum an schweren Infektionen starben, im Vergleich zu unbehandelten Kindern, die unter Eisenmangel litten. Grobstofflich, nicht biochemisch zugeführtes Eisen kann nach neuen Erkenntnissen eine Infektion sogar verschlimmern.

Die mit Ferrum phosphoricum zu behandelnden Schmerzzustände verschlimmern sich bei Bewegung; Zahnschmerzen beim Genuss warmer Speisen. Die Schmerzen bessern sich durch Kälte.

Nr. 4: Kalium chloratum D6 (Kaliumchlorid)

Es ist das Salz, das im zweiten Stadium von Entzündungen in Betracht kommt, wenn die Erkrankung manifest geworden, also ausgebrochen ist, was sich durch deutliche Symptome äußert (→ Entzündungsschema Seite 50). Grundsätzlich ist es das Salz für die Schleimhäute, es hilft also bei allen Entzündungen der Schleimhäute, zum Beispiel im Dickdarm, in der Blase, im Magen oder in den Bronchien, und bei allen Entzündungen mit Fieber.

SO WIRKT KALIUM CHLORATUM IM KÖRPER

Kaliumchlorid reguliert die Ausscheidung von Wasser, sorgt für das Funktionieren von Nerven und Muskeln und unterstützt den Eiweiß- und Kohlenhydrat-Stoffwechsel. Außerdem steuert es die Tätigkeit der Verdauungsorgane (Magen, Darm) und den Herzrhythmus. Kalium chloratum löst durch seine faserstoffauflösende Eigenschaft (fibrinolytisch) auch weißliche Ablagerungen an Haut und Schleimhäuten (Exsudate, eiweißhaltige Absonderungen), wie sie bei Entzündungen der Schleimhaut (zum Beispiel Rachenentzündung) vorkommen, und gleicht, allgemein gesprochen, sämtliche Irritationen von Haut und Schleimhaut aus (deshalb wird es »Schleimhautmittel« genannt).

SIGNATUREN UND ANTLITZZEICHEN

Für starken Kalium chloratum-Mangel, wie er bei Erkältungskrankheiten vorkommt, ist ein weißlicher Auswurf schon ein Indiz; das Gesicht wirkt milchig-bläulich, blass (wie mit Milch eingerieben), was an eine Alabasterstatue erinnert. Vor allem die oberen und die unteren Lider wirken milchig (die Augen fallen bei starkem Mangel auf durch eine helle Umrandung, eine

»Augenbrille«), auch eine bläulich-rötliche Verfärbung kann auftreten. Sind diese Zeichen seit Jahren vorhanden, vor allem um die Augen herum, wird man sie selten mit Kalium chloratum völlig zum Verschwinden bringen; Menschen mit starken Mangelzeichen haben oft chronische Beschwerden der Schleimhäute (Magen, Darm).

BESONDERHEIT UND MODALITÄTEN
Schmerzen verschlimmern sich bei Bewegung wie bei Ferrum phosphoricum – in diesem Fall wäre Kalium chloratum das Folgemittel. Wenn der Körper Faserstoff (Fibrin) an Haut und Schleimhäuten bildet, ist generell Kalium chloratum angezeigt.

Nr. 5: *Kalium phosphoricum D6 (Kaliumphosphat)*
Kaliumphosphat ist das Salz bei allen Arten von Schwächezuständen, das Nährsalz für Körper, Psyche und Geist. Schüßler schreibt: »Alle Beschwerden haben den Charakter der Depression« – also dieses Niedergedrücktsein, wie wir es von psychischer Verstimmung kennen, das sich aber nicht nur auf die Psyche, sondern auch auf Geist und Körper auswirken kann (zum Beispiel nach anstrengender körperlicher oder geistiger Leistung).

SO WIRKT KALIUM PHOSPHORICUM IM KÖRPER
Kalium phosphoricum ist das Nervensalz der Biochemie, es wirkt hauptsächlich auf das vegetative und das autonome Nervensystem, aber auch auf die Muskulatur; dort hilft es Eiweißkörpern (Myoglobin), Sauerstoff aufzunehmen. So vermittelt es den Zellen Energie und ist an Energie liefernden Verbrennungsprozessen von Nährstoffen in der Zelle beteiligt. Ohne Kaliumphosphat ist die Tätigkeit von Nerven und Muskeln nicht möglich. Verteilungsstörungen von Kaliumphosphat führen zu Nerven- und Muskelschwäche. Dies kann sich in Melancholie, Depression, Einschränkung von Gedächtnisleistung und Konzentration, aber auch in einer Muskelschwäche äußern. Ist beispielsweise der Blasenschließmuskel geschwächt, kommt es zu häufigem Harndrang mit Urinieren (im Volksmund: »eine schwache Blase«). Kalium phosphoricum reguliert die Verteilung der Kalium- und Phosphat-Ionen und wirkt stabilisierend. Bei schweren Erkrankungen verhindert es den frühzeitigen Zerfall von Zellen, außerdem wirkt es gärungs- und fäulniswidrig, vor allem im Darm.

Signaturen und Antlitzzeichen

Das Gesicht wirkt gräulich verfärbt, wie mit Asche bestrichen, schmutzig, wie ungewaschen; die unteren Lider wirken ebenfalls grau-schmutzig, sind fahl und blass, die Schläfen eingefallen; unangenehmer, nach Fäulnis riechender Mundgeruch, Mundhöhle und Zunge oft trocken (→ Natrium chloratum – allgemeine Trockenheit der Schleimhäute Seite 32).

Besonderheit und Modalitäten

Schmerzen verschlimmern sich durch körperliche Anstrengung; Gliederschmerzen bessern sich durch Bewegung. Kalium phosphoricum ist das wichtigste Mittel für die Psyche und bei allen Erschöpfungszuständen, auch zur Unterstützung der nervenärztlichen oder psychotherapeutischen Therapie.

Nr. 6: Kalium sulfuricum D6 (Kaliumsulfat)

Kalium sulfuricum ist das Salz für das dritte Entzündungsstadium (→ Seite 52). In diesem Stadium leistet der Körper an den entzündeten Körperstellen (Haut, Schleimhaut) Reparaturdienste, und deshalb wuchert das Gewebe durch Zellvermehrung. Es ist das Stadium der abschließenden Heilung. Das heißt, dass der Organismus, bevor er Gewebedefekte reparieren kann, Eiter, der aus abgestorbenen Zellen, Zellbestandteilen, Faserstoff und toten Bakterien besteht, beseitigen muss. Wie Schüßler schreibt, ist dieses dritte Entzündungsstadium immer durch den Abgang von gelblichem Schleim (Eiter) gekennzeichnet, ein Zeichen, dass massive Abstoßungsreaktionen des krankheitsauslösenden Stoffes stattfinden (Erreger, Fremd- und Giftstoffe).

So wirkt Kalium sulfuricum im Körper

Kalium sulfuricum ist daran beteiligt, dass mehr Sauerstoff ins Entzündungs- und Erkrankungsgebiet gelangt, wodurch die Unterversorgung mit Sauerstoff (Hypoxie) beseitigt wird und »dadurch die Bildung neuer Epidermis- und Epithelzellen möglich wird«, so Schüßler (deshalb wird dieses Salz auch als Sauerstoffüberträger bezeichnet). Die Förderung der Zellneubildung durch die sauerstoffvermittelte Anregung von Verbrennungsprozessen in der Zelle fördert die Heilung. Dies macht Kalium sulfuricum zu einem Spezifikum für alle Haut- und Schleimhaut-Erkrankungen, es wird also überall da eingesetzt, wo wir es mit Gewebedefekten zu tun haben. Aber auch für andere Gewebe und

Organe ist die Förderung der Zellneubildung von Vorteil: bei Gelenkdefekten wie Arthrose, Lebererkrankungen sowie Wachstumsstörungen von Haar und Nägeln.

SIGNATUREN UND ANTLITZZEICHEN

Alle gelblichen Absonderungen (Wundsekret, Nasensekret, Schleim) deuten auf einen Mangel an Kalium sulfuricum hin. Das Gesicht wirkt gelblich-bräunlich, ockerfarben, es zeigen sich bei starkem Mangel Altersflecken im Gesicht und auf dem Handrücken, auch die Lider wirken gelblich-bräunlich; um Mund und Nase können gelblich-bräunliche Farbveränderungen auftreten, die bei langem Bestehen selten völlig verschwinden.

BESONDERHEIT UND MODALITÄTEN

Schmerzen verschlimmern sich bei Aufenthalt in geschlossenen Räumen, in der Wärme und gegen Abend. Sie bessern sich im Freien und bei kühler Luft.

Nr. 7: Magnesium phosphoricum D6 (Magnesiumphosphat)

Magnesium ist ein essentielles Mineral, das dem Körper zugeführt werden muss. Die Böden sind heute arm an Magnesium, somit ist nicht immer eine ausreichende Aufnahme mit der Nahrung gewährleistet. Die Funktionen von Magnesium, neben Kalzium und Phosphat ein wichtiger Knochenbestandteil, sind sowohl außerhalb als auch innerhalb der Zelle mit jenen von Kalzium vergleichbar. Grobstoffliche Magnesium-Mangelzustände, wie sie zum Beispiel bei häufigem Durchfall auftreten können oder aus biochemischer Sicht auch bei Verteilungsstörungen der Magnesium-Moleküle im Körper, können zu Beschwerden wie Gesichtszucken, Augenzittern, Schmerzen und Steifheit im Nacken (zum Arzt!), Konzentrations- und Sehstörungen, Nervosität, müder Stimme, Schluckauf, Schmerzen beim Wasserlassen, Blasenschwäche, Kribbelgefühl, Rückenschmerzen, nervlicher und muskulärer Reizbarkeit, Gallenblasenbeschwerden, Krämpfen der Hohlorgane (Darm, Magen, Blase, Gallenblase und -wege, Harnröhre), aber auch der Skelettmuskulatur und der Arm- und Beinmuskulatur führen; auch Zittern, Gebärmutterkrämpfe, Depressionen, Hysterie und Beklemmung, zum Beispiel des Herzens oder der Lunge bei eingeschränkter Atmung, sind Symptome für Magnesiummangel.

Die 24 Schüßler-Salze und ihre Wirkung

Magnesiumphosphat kommt in Knochen, Muskeln, Zähnen, Blutgefäßen, Nerven, Gehirn und Leber vor und regelt zusammen mit Kalzium die Durchlässigkeit der Zellmembranen. Durch Stabilisierung der Zellmembranen schützt es vor den negativen Auswirkungen von Stress. Außerdem ist Magnesium an der Energiegewinnung aus Glukose beteiligt.

So wirkt Magnesium phosphoricum im Körper

Magnesiumphosphat ist am Aufbau von Knochen- und Zahngewebe beteiligt. Es beeinflusst die Erregungsübertragung von Nerv zu Muskel, es ermöglicht Muskelkontraktion und Herzfunktion; bestehen Krämpfe oder Schmerzen, verlangsamt es die Erregungsleitung; bei übersteigerter Aktivität (Hyperaktivität, Unruhe) wirkt es motorisch und nervlich beruhigend. Als »second messenger« übernehmen Magnesium-Ionen Aufgaben der Informationsübertragung. Magnesiumphosphat verbessert den Schlaf, da es Körper und Geist abends hilft, »abzuschalten«. Außerdem aktiviert es über 300 Enzyme im Körper und beeinflusst alle Reaktionen, an denen Phosphate beteiligt sind.

Signaturen und Antlitzzeichen

Neigung zum Erröten (zarte, unechte Röte); psychische Erregung, müder Blick. Gesicht: Magnesiaröte, unnatürliche zarte Röte, sieht aus, als lägen zwei Münzen links und rechts neben den Nasenflügeln; die Magnesiaröte tritt zum Beispiel bei geistiger Anstrengung auf.
Einen starken Magnesiumphosphat-Bedarf haben oft Kaffeetrinker, Raucher und anderweitig Süchtige (Süßigkeiten).

Besonderheit und Modalitäten

Schmerzen, auch Zahnschmerzen, bei denen Magnesium phosphoricum angezeigt ist, verschlimmern sich bei Berührung und bessern sich durch Druck oder Wärme.

Nr. 8: Natrium chloratum D6 (Natriumchlorid)

Natriumchlorid, unser Kochsalz, ist das wohl bekannteste Salz, das wir zum Leben brauchen. Es ist in fast allen Nahrungsmitteln enthalten und fehlt in keinem Haushalt. Der heutige hohe Salzkonsum allerdings gilt als gesundheitsschädlich.
Wie der Biophysiker Peter Ferreira und die Ärztin Dr. Barbara Hendel (→ Bücher Seite 186) schreiben, hat das Kochsalz, das wir

heute verwenden, mit dem ursprünglich verwendeten Kristallsalz (Steinsalz) nur noch wenig zu tun. Denn Steinsalz besteht nicht nur aus Natrium- und Chlorid-Ionen, sondern enthält viele andere Elemente, aus denen unser Körper aufgebaut ist. Seit der Industrialisierung wird das natürliche Salzgemisch chemisch gereinigt, so dass wir reines Natriumchlorid verwenden, das Ferreira als Zellgift und aggressive Substanz bezeichnet. Er setzt sich dafür ein, zur Zubereitung der Nahrungsmittel wieder natürliches Kristallsalz zu verwenden. Obwohl Westeuropäer im Schnitt 12 bis 20 Gramm Kochsalz pro Tag aufnehmen (0,2 Gramm sind ausreichend), leiden laut Ferreira die meisten Menschen unter chronischem Salzmangel, der zu Cellulite, rheumatischen Erkrankungen wie Gicht, Arthrose und Arthritis, zu Nieren- und Gallensteinen und anderen Krankheiten führe. Dies hänge damit zusammen, dass der Körper für jedes Gramm Kochsalz (Natriumchlorid), das er aufnimmt, 23-mal mehr Flüssigkeit in den Zellen brauche als bei Kristallsalz. Sei der Natriumchloridspiegel im Blut dann dennoch zu hoch, bildeten sich Re-Kristallisationen, die der Körper an Gelenken ablagere und die zu den erwähnten Krankheiten führen.

So wirkt Natrium chloratum im Körper

Das biochemische Natriumchlorid wirkt regulierend auf den Kochsalzhaushalt, wenngleich es Folgeschäden ohne die Zufuhr von Kristallsalz (zum Beispiel aus dem Himalaja, → Seite 16) nicht reparieren kann. Es beseitigt alle Störungen des Flüssigkeitshaushaltes: Entzug von Wasser, Wasserverarmung und Wasseraustausch in und aus der Zelle. Natrium chloratum-bedingte Regulationsstörungen äußern sich in mangelhafter Zellteilung aufgrund von Zellflüssigkeitsdefiziten (bei der Zellteilung wird die Zellmasse verdoppelt), Aufgedunsensein, Kältegefühl, Schwäche und Müdigkeit. Außerdem können Ödeme (Wasseransammlungen) im Gewebe, Tränen- und Speichelfluss, wässriger Durchfall, aber auch Trockenheit von Haut und Schleimhäuten (normaler Wassergehalt der Oberhaut: 61%) und Verstopfung durch zu wenig Mucin (Schleimstoff) im Darm auftreten. In der Darmlichtung findet sich normalerweise viel Natrium, in den Schleimhautzellen wenig – ist das Verhältnis gestört, kommt es zu Stuhlunregelmäßigkeiten.

Natrium chloratum wird in der Biochemie als ein Salz bezeichnet, das die Nährstoffversorgung in die Zelle fördert. Dies hängt mit dem Konzentrationsgefälle der Natrium-Ionen zusammen, das den Einstrom von Nahrungsstoffen bewirkt. Ist die Verteilung von Natrium- und Chlorid-Ionen gestört, kommt es auch zu Funktionsstörungen der Nervenzellen, dies wiederum kann zu chronischen Schmerzen führen.

Signaturen und Antlitzzeichen

Allgemeine Anzeichen: Haut- und Schleimhäute trocken, Gelenkknacken; Speichel- und Tränenfluss (zum Beispiel »Sabberkinder«). Kopfschuppen, großporige Haut, Cellulite.
Gesicht: Schmierige Haut (wie Gelatinefilm), vor allem an Lidern (Make-up verläuft) und Nase. Dieser Glanz bei Natrium chloratum-Mangel ist leicht zu erkennen: Es ist der einzige im Augenbereich auftretende Glanz; aufgequollenes Gesicht (Vollmondgesicht), Platzbacken.

Besonderheit

Natrium chloratum ist eines der am schnellsten wirkenden Schnupfenmittel der Naturheilkunde. Wird beim ersten Niesen alle paar Minuten eine Tablette gelutscht, lässt der Schnupfen meist innerhalb von einer Stunde nach.

Nr. 9: Natrium phosphoricum D6 (Natriumphosphat)

Natriumphosphat reguliert verschiedene Stoffwechselvorgänge.

So wirkt Natrium phosphoricum im Körper

Dieses Mittel wirkt mild abführend, puffert Säuren im Körper ab und neutralisiert sie; so belasten sie den Körper nicht (Natrium bicarbonicum und Natrium phosphoricum sind die Entsäuerungsmittel der Biochemie). Ist die Verteilung der Natrium- und Phosphat-Ionen sowie ihre Funktion im Körper gestört, kommt es zu mannigfaltigen Symptomen. So leidet beispielsweise der Harnsäurestoffwechsel, und es kann zu Gichtbeschwerden kommen. (Übrigens ist nach Ferreira, → Seite 16, auch der übermäßige Genuss von Kochsalz an der Entstehung von Harnsäureablagerungen beteiligt.) Außerdem kann der Fettstoffwechsel gestört sein, das bedeutet, dass Fettsäuren im Körper nicht richtig abgebaut werden, was zu Verdauungsstörungen nach fettreichen und üppigen Mahlzeiten führen kann.
Störungen der Säureproduktion im Körper bemerken wir selten, es sei denn, es handelt sich um die Magensäure. Denn ein Zuviel

führt zu Sodbrennen; auch in diesen Prozess greift Natrium phosphoricum regulierend und Säure bindend ein. Nach intensivem Sport kann Muskelkater auftreten – einerseits handelt es sich dabei um schmerzhafte Mikroverletzungen der Muskelfasern, andererseits kommt es durch vermehrte Milchsäurebildung (Lactatazidose) zu Veränderungen im Zellgefüge. Da Natrium phosphoricum Säurebausteine zerlegt und abbaut, hat es sich, zusammen mit Ferrum phosphoricum, Nr. 3, auch in diesen Fällen bewährt.

SIGNATUREN UND ANTLITZZEICHEN

Veränderungen, die durch Harnsäureablagerungen auftreten und Gichtknoten an Gelenken (häufig: Zehe) oder am Ohr bilden, geben bei der ersten Betrachtung einen Hinweis auf Natrium phosphoricum-Mangel; auch fettige Haare, fettige Haut (fettige Brillengläser) sind auffällige Zeichen.

Im Gesicht fallen neben der fettigen Haut (stumpfer Fettglanz, Speckglanz an Nase und im ganzen Gesicht bei stärkerem Mangel), Mitesser (mehr als 20) auf, Hängebacken (wenn sie schwammig wirken: Natrium chloratum, wenn sie fettig sind: Natrium phosphoricum); Mitesser deuten primär hin auf eine Verunreinigung des Körpers, die ernährungsbedingt ist (viel Süßes, fettreiche Kost, Schweinefleisch im Übermaß, Gewürze) oder durch chronische Verdauungsstörungen verursacht wird.

BESONDERHEIT

Natrium phosphoricum-Salbe hat sich nach einer intensiven Gesichtsreinigung oder einem Dampfbad als Nachtcreme bei den erwähnten Hautproblemen bewährt.

Nr. 10: Natrium sulfuricum D6 (Natriumsulfat, Glaubersalz)

Natriumsulfat kommt im Körper hauptsächlich im extrazellulären Raum, also im Raum zwischen den einzelnen Zellen, und in den verschiedenen Körperflüssigkeiten vor. Natrium sulfuricum ist das wirkungsvollste Ausscheidungsmittel der Biochemie; medizinisch wird es auch Glaubersalz genannt. Die ausscheidende Wirkung der Sulfat-Ionen zeigt sich darin, dass überschüssiges Wasser aus Geweben und Zellen ausgeschieden wird. Von diesem Salz sagt man, dass es den Klärstrom unterstützt, also die Reini-

gung von Körpergewebe. Wie Kalium sulfuricum (→ Seite 29) wirkt Natrium sulfuricum durch den Ausscheidungsfaktor auch auf den Leber-Galle-Trakt; der Gallefluss wird angeregt, die Verdauung verbessert sich, die Leber wird in ihrer Tätigkeit unterstützt. Ist der Gallefluss vermindert, kann es zu Verdauungsstörungen mit Verstopfung kommen.
Die ausscheidende Wirkung von Natrium sulfuricum zeigt sich auch bei der Ödembehandlung (Wasseransammlungen), so bei den infolge Venenschwäche angeschwollenen Unterschenkeln im Sommer.

So wirkt Natrium sulfuricum im Körper

Regt allgemein die Ausscheidung an, hauptsächlich über den Darm (bei Verstopfung) und über die Nieren bei Ödemen im Körper; dadurch reinigt es den Körper von Schlackenstoffen. Es wirkt entzündungshemmend, unterstützt Abbau und Ausscheidung von Fetten, reguliert die Verdauung, auch bei Durchfall. Bei allen Störungen der Sekretausscheidung wirkt es ebenfalls regulierend (mangelnder Bauchspeichel, mangelnde Absonderung von Gallensäuren); es unterstützt die Bauchspeicheldrüse auch in ihrer Insulin produzierenden Eigenschaft.
Natriumsulfat hat wie Kalium- und Kalziumsulfat (→ Seite 29 und 38) einen leicht keimreduzierenden Effekt. Deshalb wird Natrium sulfuricum auch bei Hautpilzen verordnet.

Signaturen und Antlitzzeichen

Allgemeine Anzeichen: Blähbauch, grünlich-gelber, auch heller Stuhl (häufig bei Leber-Galle-Beschwerden); Neigung zu Ödemen (Wasseransammlungen) vor allem der Unterschenkel bei Venenschwäche, in Stehberufen; auch Ödeme der Lider.
Gesicht: Aggressive violett schimmernde Röte, rote Nase (wie Alkoholikernase), Wangen rötlich-bläulich; Gesichtsröte (mit Aussparung des Nase-Mund-Dreiecks in Schmetterlingsform) nach dem Essen, nach Kaffeegenuss. Grünlich-gelbliche Farbflecke, vorwiegend an der Stirn (Schläfenbereich); grünliche Durchfälle.

Besonderheit und Modalitäten

Natrium sulfuricum ist immer dann angezeigt, wenn sich die Beschwerden bei feuchtem Wetter und in der Nähe von Gewässern verschlimmern.

Nr. 11: Silicea D12 (Siliziumdioxid, Kieselerde)

Silizium ist nach dem Sauerstoff das am häufigsten vorkommende Element der Erdkruste und liegt in der Natur nur gebunden in Form von Salzen vor, den Silikaten (Salze der Kieselsäure). Bekannt ist die Kieselerde, das Siliziumdioxid, lateinisch als Silicea bezeichnet. Silikate festigen Kristalle wie Achat, Rosenquarz und Bergkristall, in der Industrie finden sie in der Mikroelektronik Verwendung.

Silizium kommt natürlicherweise in vielen Körpergeweben vor, am stärksten in der Aorta (Hauptschlagader) und der Luftröhre; außerdem in Sehnen, Haut (auch in den Hautanhangsgebilden Haare und Nägel), in Nieren, Muskeln, Nebennieren, Bauchspeicheldrüse, Herz, Leber, Milz, Auge, Lunge, Zähnen und Gelenken, um ihnen Elastizität, Festigkeit zu geben. Fehlt Silicea im Körper, fehlen auch Struktur und Festigkeit, dadurch zeigen sich in der Haut Falten, die Haare fallen aus, die Haut juckt. Auch Anzeichen von Bänderschwäche treten auf, Gewebebrüche (Hernien wie Nabel- und Leistenbruch), Wirbelsäulenerkrankungen (Bandscheibenleiden), oder die Gelenkknorpel entarten (degenerative Prozesse, Arthrose genannt).

Die Bedeutung von Silicea geht schon daraus hervor, dass es vorkommt im Bindegewebe des Körpers, das überall Proteine durch Verstrebung verbindet – zwischen Knorpeln, Organen, Zellen und Geweben. Das Bindegewebe entsteht aus dem Mesenchym, dem Muttergewebe, daraus wiederum entwickeln sich Stütz- und Fettgewebe sowie Blutzellen.

Silicea ist kein Salz, sondern ein Spurenelement, mit dem sich bereits Hahnemann ausführlich beschäftigte und dem er ein Arzneimittelbild von 45 Seiten widmete. Offiziell entdeckt bereits 1822, gilt Silicea als das älteste Heilmittel der Menschheit; erst später wurde es in der Asche von menschlichen Organen und Geweben nachgewiesen (Bindegewebe, Sehnen, Gelenke). Allerdings finden sich schon frühe Hinweise auf die (pflanzliche) Silizium-Therapie in den ägyptischen Papyri.

Im Jahre 1911 wurde festgestellt, dass Silizium gegen krankhafte Veränderungen der Gefäße (entartende Erscheinungen, Arteriosklerose) wirksam ist; zudem konnte in einer Studie nachgewiesen werden, dass bei Vorhandensein von Silizium im Trinkwasser keine Gefäßverkalkungen auftreten.

Der Biochemiker Dr. Paul Feichtinger (→ Seite 115) schrieb Anfang des 20. Jahrhunderts zu Silicea:

»Darum gebe ich den Rat, bei allen chronischen Krankheiten an diesem Mittel nicht vorüberzugehen. Es leistet oft da Vorzügliches, wo man schon zu verzweifeln anfängt und wo man an dasselbe am wenigsten gedacht hätte.«

So wirkt Silicea im Körper

Silicea baut die Struktur von Gelenken, Haut, Haaren, Bindegewebe und Nägeln auf und gibt ihnen Festigkeit. Gleichzeitig kann es aber auch, wie eine Studie beweist, wuchernde Narben glätten. Es hemmt die Schweißbildung, fördert die Wundheilung und stabilisiert die Haut, es ist ein hervorragendes Aufbaumittel für fast alle Körpergewebe. Silicea verbessert das Knochenwachstum und reguliert den Kalziumstoffwechsel; es gibt allen Geweben Festigkeit und Elastizität (Blutgefäßen, Haut, Muskeln, Bändern, Sehnen, Bandscheiben), weil es an der Entstehung der Eiweißsubstanz Kollagen beteiligt ist. So lässt sich erklären, weshalb es die Knochenbildung unterstützt, vor Arterienverkalkung schützt und vorzeitig gealterte Haut wieder strafft.

Es verbessert wie Zincum chloratum, Nr. 21 (→ Seite 46), die Heiltendenz der Haut nach Verletzungen, gesunde Haut bleibt dank Silicea intakt.

Heute ist bekannt, dass Silizium auch die Aluminium-Aufnahme im Darm drosselt; es wirkt entblähend (in der Potenz D3, zehn Tabletten in heißem Wasser auflösen). Dies ist auch in der Schulmedizin bekannt, denn in allen »Entschäumern« (sie reduzieren die Gasbildung) ist Silizium enthalten. Außerdem hemmt es aufgrund seiner Toxinbindung Fäulnisprozesse im Darm (in Kombination mit Kalium phosphoricum, Nr. 5).

Mezger (→ Seite 12) konnte nachweisen, dass Silicea auf die Milz wirkt und auf das lymphatische Gewebe mit verstärkter Aktivität beziehungsweise Produktion immunkompetenter Zellen, der Fresszellen (Phagozyten) – Silicea regt ihre Aktivität an, wodurch sie stärker auf eingedrungene Erreger reagieren können.

In klinischen Versuchen wurde außerdem nachgewiesen, dass Silicea Verbrennungsprozesse im Körper anregt, die Temperatur ansteigen lässt und auch über diese »Schiene« (bei Fieber) die Produktion/Teilung von immunkompetenten Zellen bewirkt.

Silicea ist unentbehrlich bei allen eitrigen Prozessen, da es wegen seiner hohen Toxinbindung einschmelzend auf den Eiterherd wirkt. Außerdem entschlackt es die Grundsubstanz von Stoffwechselrückständen zwischen Zellen und Geweben.

SIGNATUREN UND ANTLITZZEICHEN

Aus den bereits beschriebenen Mangelzeichen ergibt sich das Bild eindeutiger und logisch nachvollziehbarer Signaturen:
Schlechter Ernährungszustand der Haut (Haut wirkt welk, schlaff, trocken, dünn, empfindlich, rau), vorzeitige Faltenbildung, insbesondere Krähenfüße, auch Falten neben den Ohren; Glasurglanz, das heißt, die Haut wirkt wie geliftet, gestrafft, ist aber dünn und glänzend, bei Silizium-Mangel oft am Schienbein gut sichtbar, und an Nase und Stirn. Bei 90 % aller Glanzarten, die sich nicht abwischen lassen, liegt ein Silizium-Mangel vor.
Haarwuchsstörungen von diffusem Haarausfall, Kahlköpfigkeit bis zum partiellen Haarausfall.
Augen liegen in tiefen Höhlen (Mangel an Bindegewebe); Finger- und Fußnägel sind brüchig und spröde.
Allgemein: Neigung zu häufigem Schwitzen, stinkender Fußschweiß. Schlecht entwickelte Knochen, Verkrümmung der Wirbelsäule, Augen lichtempfindlich.

BESONDERHEIT UND MODALITÄTEN

Silicea gilt als das älteste Heilmittel der Menschheit. Seine medizinische Anwendung wird schon in Papyrusrollen der Ägypter beschrieben.

Nr. 12: Calcium sulfuricum D6 (Kalziumsulfat, Gips)

Da er die Wirkung nicht hundertprozentig schlüssig einzuordnen wusste, nahm Schüßler Calcium sulfuricum kurz vor seinem Tod wieder aus dem Heilmittelschatz heraus. Seine Anhänger haben es wieder aufgenommen. Da es stets ein Schattendasein führte, gibt es nur wenige Hersteller der Calcium sulfuricum-Salbe.
Kalziumsulfat kommt natürlicherweise im Knorpel vor und ist Bestandteil von Aminosäuren, den wichtigsten Eiweißbausteinen. Die Kalzium-Ionen stabilisieren die Zellmembran, die Sulfat-Ionen fördern die für die Energiegewinnung der Zelle notwendigen Verbrennungsprozesse und sind am Aufbau der Knorpelsubstanz beteiligt.

SO WIRKT CALCIUM SULFURICUM IM KÖRPER

Calcium sulfuricum ist am Aufbau von Knorpelgewebe beteiligt und beeinflusst die Bildung von Binde- und Stützgewebe im Körper, es wirkt entzündungshemmend und reinigend auf die

Haut wie alle Sulfate. Auch Calcium sulfuricum fördert – wie die anderen Sulfat-Salze – die Ausscheidung (zum Beispiel in Form einer anregenden Wirkung auf die Leberleistung) und die Reinigung des Körpers. Dies gilt auch bei Eiterungsprozessen, hier wirkt das Salz austreibend – allerdings muss bei Anwendung von Calcium sulfuricum eine Öffnung nach außen bestehen (so bei einem eröffneten Gerstenkorn).

Signaturen und Antlitzzeichen
Die Angaben zu den Antlitzzeichen sind widersprüchlich und weder von Schüßler noch von Kurt Hickethier (→ Seite 21) beschrieben; es wird darauf verzichtet, sie vorzustellen.

Nr. 13: Kalium arsenicosum D6 (Kaliumarsenit)
Kalium fördert und ermöglicht die Arbeit von Nerven und Muskeln. Mangelerscheinungen können zu Störungen der Muskelfunktion, zu Ödemen, reduzierten Reflexen sowie niedrigem Blutdruck führen.
Arsen, ein Spurenelement, ist an vielen Stoffwechselfunktionen im Körper beteiligt. Grobstofflich, also in höherer Zufuhr, ist es ein starkes Gift.
Die Forschungen über die genauen Wirkungen von Arsensalzen im Körper stecken noch in den Anfängen.
In der Homöopathie werden Arsenverbindungen seit über 100 Jahren bei Erkrankungen wie Abmagerung, Hautleiden, Schwäche und Durchfall verordnet.

So wirkt Kalium arsenicosum im Körper
Kaliumsalze wirken regulierend und stabilisierend auf die Muskulatur (auch Herzmuskulatur), auf Haut und Schleimhäute (in Atem-, Verdauungs- und Urogenitaltrakt).
Kalium arsenicosum hat sich in der Biochemie vor allem bei chronischen Hauterkrankungen bewährt, zum Beispiel bei Ekzemen.

Besonderheit
Kalium arsenicosum bewährt sich vorwiegend dann, wenn die Beschwerden periodisch auftreten; bei Tiefdruck (Barometer fällt) sind die Beschwerden oft schlimmer.
Außerdem hilft es bei allen nervlichen Leiden, die sich nach Gabe anderer Salze nicht bessern.

Nr. 14: *Kalium bromatum D6 (Kaliumbromid)*

Kaliumbromid kommt im menschlichen Körper in nahezu allen Geweben und Organen vor. Es dominiert in Gehirn, Rückenmark, Schilddrüse und Leber. Am besten wirkt es auf das Nervensystem.

So wirkt Kalium bromatum im Körper

Kaliumbromid wirkt entzündungshemmend auf Haut und Schleimhäute (zum Beispiel bei chronischer Rachenentzündung, der Pharyngitis).
Es wirkt auch hustenstillend bei quälendem Hustenreiz und reguliert den Schlaf-Wach-Rhythmus.
Auf das Zentralnervensystem wirkt es beruhigend bei psychischer Erregung und kann stimulieren bei psychischer Erschöpfung.
Wie alle Schüßler-Salze kann Kalium bromatum sowohl bei überschießenden als auch bei reduzierten Funktionen eingesetzt werden, da es ausgleichend, harmonisierend wirkt.

Nr. 15: *Kalium jodatum D6 (Kaliumjodid)*

Kalium jodatum ist eines der beiden jodhaltigen Salze der Biochemie; alle von Jod abhängigen oder von Jod beeinflussbaren Störungen können aus biochemischer Sicht deshalb damit behandelt werden. Auch zu Jodtherapien kann es gegeben werden; es unterstützt die Wirkung.
Die Besonderheit von Kaliumjodid ist der Bezug zu Nässe und Feuchtigkeit. Ein Hausmittel früherer Tage: Bei aufkommenden Erkältungserkrankungen nahm man einige Tropfen Jodlösung in warmem Wasser ein. Nichts anderes, nur etwas subtiler und ohne Nebenwirkungen, ist die Einnahme von Kalium jodatum in biochemischer Form. Die anorganischen Jodsalze lassen sich hauptsächlich in der Hypophyse (Hirnanhangsdrüse), in Magen, Nieren und Muskeln nachweisen.

So wirkt Kalium jodatum im Körper

Aufgrund seines Jodanteils wirkt Kaliumjodid regulierend auf die Schilddrüse; somit können Störungen, die durch Über- oder durch Unterfunktion der Schilddrüse auftreten, damit behandelt werden: gesteigerte Erregung, Zittern, Schwitzen, Durchfälle, Muskelschwäche, Haarausfall, erhöhter Pulsschlag und auch Erschöpfung.

Die 24 Schüßler-Salze und ihre Wirkung

Kalium jodatum wirkt auch entzündungshemmend und schmerzstillend auf Haut und Schleimhäute, Muskulatur, Sehnen, Bänder und Gelenke. Deshalb ist seine Einnahme bei entartenden und entzündlichen Gelenkerkrankungen (Arthrose) in Kombination mit den für Arthrose typischen Salzen (Sulfate, Silicea) gerechtfertigt. Jodsalze verbessern auch die Abwehr des Körpers und helfen bei Fettsucht.

Nr. 16: Lithium chloratum D6 (Lithiumchlorid)

Lithiumsalze werden seit Jahrzehnten in grobstofflicher Form von der Schulmedizin bei psychischen Beschwerden eingesetzt (zum Beispiel manisch-depressiven Zuständen, Schizophrenie), da sie die elektrophysiologischen Eigenschaften von Nerven und Muskeln beeinflussen; was allerdings nicht sicher geklärt ist. Zur schulmedizinisch sanktionierten Lithiumtherapie wurden in den vergangenen Jahren auch kritische Stimmen laut. An Nebenwirkungen bei massiver oder langjähriger Lithiumtherapie, die allerdings nicht der biochemischen Behandlung vergleichbar ist, können Symptome wie Hautausschläge, Muskelschwäche, Zittern, Krampfanfälle, Magen-Darm-Störungen und Nierenschäden auftreten.

SO WIRKT LITHIUM CHLORATUM IM KÖRPER

Lithiumchlorid beeinflusst nach Schöpwinkel den Eiweißstoffwechsel, indem es dem Körper hilft, die Eiweißmoleküle zu vermehren; dadurch baut der Körper Gewebe auf. Idealerweise wird Lithium chloratum deshalb bei Gewebeschwund oder Abmagerung oder nach schwächenden Krankheiten verordnet. Es wirkt aber auch auflösend bei überproduziertem oder abgelagertem Fehlgewebe. Zu den durch Lithium chloratum beeinflussbaren Ablagerungen zählen Gelenkablagerungen bei Arthrosen und Hautwucherungen (Narbengewebe). Lithiumchlorid fördert auch Auflösung und Ausscheidung von Harnstoff und Harnsäurekristallen. Neueste Forschungsergebnisse zeigen, dass dieses Salz auch die Leistungsfähigkeit des Immunsystems erhöht. Bei schweren Hauterkrankungen wie Neurodermitis hilft es auf dreierlei Weise, das Hautbild zu verbessern: Die Funktion der Abwehr wird gestärkt (bei allen allergischen Erkrankungen von Vorteil); Säure- und Toxinablagerungen in der Haut werden ausgeschieden (ausreichend trinken ist auch hier sehr wichtig); der Aufbau von neuem Hautgewebe (Ober- und Unterhaut) wird unterstützt.

BESONDERHEIT
Lithiumhaltige Mineralwässer wurden schon im 19. Jahrhundert bei Gicht empfohlen. Amerikanische Homöopathen (Allen, Hering) haben Lithiumsalz schon früh zur Behandlung rheumatischer Beschwerden verordnet.

Nr. 17: Manganum sulfuricum D6 (Mangansulfat)
Mangan kommt fast überall im Körper vor, insgesamt ließen sich beim Menschen 12 bis 20 Milligramm nachweisen. In der höchsten Konzentration ist Mangan in Leber und Bauchspeicheldrüse vorhanden. Mangan aktiviert viele Enzyme im Organismus und ist auch in einigen Enzymkomplexen enthalten. Unter anderem ist es beteiligt am Stoffwechsel von Kohlenhydraten, Cholesterin und Aminosäuren (wichtige Eiweißbausteine). Innerhalb der Zelle ist es vor allem in den Mitochondrien (dem »Kraftwerk der Zelle«) angereichert. Die Verbindung von Mangan und Sulfat (Mangansulfat) hat sich bei einer Mangantherapie am besten bewährt.

SO WIRKT MANGANUM SULFURICUM IM KÖRPER
So wie Phosphat ist Mangan an der Energiegewinnung beteiligt. Ohne Mangan kann der Körper keine Energie bereitstellen. Mangan- und Sulfat-Ionen sind außerdem am Aufbau von Gelenkknorpel, Bindegewebe und Knochen beteiligt. Hält der Körper genügend Mangan vorrätig, wird die Ausscheidung von Histamin aus den Mastzellen des Körpers verringert. Histamin ist ein Gewebshormon und tritt bei Antigen-Antikörper-Reaktionen (allergische Reaktionen) aus; es ist verantwortlich für die Entstehung allergisch-entzündlicher Symptome (Hautrötungen, Ödeme und Schleimhautentzündungen wie beim Heuschnupfen). Mangan stabilisiert das Immunsystem, hilft in Kombination mit Lithium bei Depressionen und zusammen mit Kupfer (Cuprum arsenicosum, Nr. 19) bei Bronchitis, Atemwegsinfektionen und Asthma. Auch Ekzeme, Haar- und Nagelkrankheiten, Harnwegsinfekte und Durchblutungsstörungen der Beine sprechen gut auf eine Manganum sulfuricum-Therapie an.

BESONDERHEIT
Mangan wurde 1774 im Braunstein entdeckt, aus dem es dann gewonnen wurde. Anfangs nannte man es Manganesium (später getrennt in Mangan und Magnesium). Mangan ist eines der in der Erdkruste am häufigsten vorkommenden Metalle.

Nr. 18: *Calcium sulfuratum Hahnemanni D6 (Kalziumsulfid)*

Die Verbindung von Kalzium und Schwefel in Calcium sulfuratum verstärkt nach Schöpwinkel die Wirkung des Schwefels; es wirkt deshalb bei den hier beschriebenen Erkrankungen besser als andere Schwefelsalze. Samuel Hahnemann hat Calcium sulfuratum in die homöopathische Therapie eingeführt und damit gute Erfolge bei der Behandlung von Asthma und eitrigen Erkrankungen erzielt (deshalb ist es nach ihm benannt). In der Homöopathie gilt es als Antidot (Gegenmittel) bei Quecksilber- und anderen Schwermetallvergiftungen. Die Sulfid-Ionen regen Reinigungs- und Ausscheidungsvorgänge im Körper an, wirken bei Energiegewinnungsprozessen mit und unterstützen Reparaturaufgaben an Gelenken.

So wirkt Calcium sulfuratum Hahnemanni im Körper

Kalziumsulfid wirkt mild antiinfektiös und reguliert die Sekretausscheidung bei Bronchialerkrankungen. Es unterstützt Entgiftungsprozesse der Leber, da Giftstoffe, an Schwefel gekoppelt, über die Gallensäuren ausgeschieden werden können. Calcium sulfuratum verbessert das Haar- und Nagelwachstum und ist wirkungsvoll bei allergischen Erkrankungen.

Nr. 19: *Cuprum arsenicosum D6 (Kupferarsenit)*

Kupfer ist eine wichtige Komponente verschiedener Enzyme, die unterschiedliche Vorgänge im Körper aktivieren (so das Wachstum). Bei Mangelerscheinungen oder Verteilungsstörungen kann es zu Anämie, Erschöpfung, Abwehrschwäche, Appetitlosigkeit, Störungen des Eisenstoffwechsels, der Knochenbildung, zu Atembeschwerden (wie bei Asthma), Krämpfen, Pigmentstörungen (Haut) und Knochenerkrankungen wie Osteoporose kommen. Ist zu wenig Kupfer im Körper vorhanden, ist seine Fähigkeit, eingedrungene Mikroorganismen zu bekämpfen, stark vermindert. In der Homöopathie wird Cuprum seit Beginn des 19. Jahrhunderts unter anderem bei Krampfzuständen eingesetzt, so wie in der Biochemie Cuprum arsenicosum bei Krämpfen der verschiedenen Organe. Fehlt Kupfer im Körper, kann es zu vorzeitigem Ergrauen der Haare kommen, auch zu Haarausfall. Bei Entzündungen ist der Bedarf an Kupfer im Körper erhöht, und es wird – im Gegensatz zum Eisen, das bei Infektionen im Blutserum vermindert ist – im Blutserum vermehrt vorgefunden. Kupfer wird in der Leber, im Gehirn, in Herz, Milz und Nieren gespeichert und verbessert eine gestörte Eisenverwertung. Der amerikanische Nährstoffexperte Dr. Dr. Pfeiffer (beginnend in den 70er Jahren des vorigen Jahrhunderts, erforschte er die Orthomolekulare Medizin, erprobte sie klinisch und dokumentierte sie in seinen Büchern) hat bei Patienten mit Psychosen und psychischen Erkrankungen wie Schizophrenie, Paranoia, Depressionen oft einen erhöhten Kupferspiegel im Blut festgestellt. Er ist der Meinung, dass es Zusammenhänge zwischen einer Kupferbelastung und psychischen Krankheiten gibt.

Arsen ist ein lebensnotwendiges Spurenelement, das auf alle Körperzellen wirkt. In Spuren (wie in biochemischen Mitteln) unterstützt es physiologische Prozesse; der homöopathisch therapierende Arzt und Forscher Dr. Julius Mezger schreibt, dass Eisenmangelanämien erfolgreicher zu behandeln sind, wenn gleichzeitig Arsen und Kupfer (in homöopathischer Form) zugeführt werden. Ähnlich wie Arsen könne auch Phosphor bei Blutarmut helfen.

Grobstofflich ist Arsen ein Gift, ebenso wie einige andere Spurenelemente in hoch konzentrierter Form, zum Beispiel Fluor, Kobalt, Kupfer, Zink.

So wirkt Cuprum arsenicosum im Körper

Cuprum arsenicosum fördert den Eisenstoffwechsel, stabilisiert das Immunsystem und unterstützt die Nebennierenfunktion. In gewissem Maße wirkt es antibakteriell und gegen Viren – unterstützend zur medikamentösen Therapie. Außerdem reguliert es die Kupferverteilung im Körper; bei vielen Erkrankungen wurde ein erhöhter Kupferspiegel im Blutserum festgestellt, zum Beispiel bei Bluthochdruck, Arthritis, Depressionen und Hyperaktivität. Cuprum arsenicosum verbessert auch das Haar-, Haut- und Nagelwachstum, wirkt entkrampfend und ist in Enzymen vorhanden.

Besonderheit

Wissenschaftler haben jetzt herausgefunden, dass Kupfer Bakterien abtötet. Schon die alten Ägypter haben Wasser in Kupfergefäßen frisch gehalten. In der Medizin wurden Kupfersalze bereits von Paracelsus (1493 bis 1541, Naturphilosoph, Arzt und

Begründer der modernen wissenschaftlichen Medizin) gegen psychische Erkrankungen, Hysterie und Lungenkrankheiten verordnet. Von Paracelsus stammt der Satz: »Die Dosis macht es, daß ein Ding kein Gift sey.«

Nr. 20: Kalium Aluminium sulfuricum D6 (Kaliumaluminiumsulfat, Alaun)

Aluminiumsulfat wirkt auf Geist, Körper und Psyche; es verbessert die geistige Aufnahmefähigkeit, das Gedächtnis und die Konzentration. Es bessert Lernstörungen ebenso wie Vergesslichkeit im Alter. Wegen seiner aktivierenden Eigenschaften auf die Psyche wird Alaun bei leichten Depressionen verordnet. Geringe Aluminiumwerte im Körper (bis 30 ppm, Konzentrationsangabe »parts per million«, 1 Teil auf 1 Million Teile), nachgewiesen zum Beispiel durch eine Haarmineralanalyse (→ Seite 180), werden heute als normal angesehen, höheren Werten dagegen werden toxische Auswirkungen nachgesagt, die jedoch noch nicht alle erforscht sind. Obwohl Aluminium im menschlichen Körper mengenmäßig immerhin an 19. Stelle vorkommt (vor Kupfer), ist noch nicht bekannt, welche Funktionen es genau hat.

SO WIRKT KALIUM ALUMINIUM SULFURICUM IM KÖRPER

Dieses Salz besitzt nach Schöpwinkel eine sekretionshemmende, blutstillende und fäulniswidrige Eigenschaft. Wissenschaftlich bewiesen ist, dass Alaun adstringierend (zusammenziehend) auf Schleimhäute und Wunden wirkt, weil es die Eiweißgerinnung fördert. Dadurch kommt es zu einer blutgerinnenden und somit entzündungshemmenden Wirkung und Entquellung von Gewebe, die man bei Schleimhauterkrankungen wie Magen-Darm-Entzündungen, Durchfall und Katarrhen (bei allen chronischen Schleimhautentzündungen) nutzt. Kalium Aluminium sulfuricum wirkt auch hemmend auf die Schweißproduktion.

BESONDERHEIT

In der Schulmedizin früher bei Durchfall und Darmblutungen verordnet, wird Kaliumaluminiumsulfat heute in potenzierter Form nur in der Biochemie und der Homöopathie eingesetzt. Alaunstifte helfen bei kleineren Blutungen, wie sie beim Rasieren entstehen können. Es gibt auch aluminiumhaltige Deostifte gegen übermäßiges Schwitzen; sie verengen die Schweißdrüsenausgänge. Aluminiumacetat-Tartrat-Lösung (essigsaure Tonerde) wurde früher äußerlich bei Insektenstichen, Prellungen, Zerrungen und Verstauchungen angewendet.

Nr. 21: *Zincum chloratum* D6 *(Zinkchlorid)*

Die Wirkung von Zink als Spurenelement ist in den vergangenen zehn Jahren intensiv erforscht worden. Es kommt in allen Organen vor und ist wie Kupfer und Magnesium Bestandteil von Enzymen (die den Stoffwechsel beschleunigen); in den Enzymen wird auch der größte Teil des Zinks gespeichert. Bei Zinkmangel kann es zu Störungen der Verdauungsenzymbildung und der Insulinbildung in der Bauchspeicheldrüse kommen, außerdem zu Hauterkrankungen. Auch bei der Ausleitungstherapie von Schwermetallen ist Zink bedeutsam. In der Homöopathie werden Zinksalze seit Hahnemanns Zeiten bei nervlichen Erkrankungen wie Hyperaktivität, aber auch dem Restless Legs-Syndrom (RLS, Krankheit der unruhigen Beine) eingesetzt. Zinkmangel kann bei erhöhtem Verlust (ausgelöst zum Beispiel durch Darmerkrankungen oder durch gestörte Aufnahme über die Schleimhäute) auftreten und zu Wachstumsverzögerung bei Kindern führen, zu Unfruchtbarkeit und Störungen der Wundheilung, Abwehrschwäche, Depressionen und Haarausfall. Zinkmangel führt auch zu Störungen der Insulinproduktion und verschlechtert die Vitamin A-Verwertung im Körper.

SO WIRKT ZINCUM CHLORATUM IM KÖRPER

Zink stimuliert das Immunsystem und schützt so vor Infekten. Es ist am Alkoholabbau in der Leber und bei der Knochenneubildung beteiligt sowie Stabilisator von Zellmembranen. Außerdem fördert es den Aufbau von einfachen Eiweißkörpern (Proteinen), die zu den wichtigsten Bestandteilen im Organismus gehören. Proteine braucht der Körper zum Beispiel bei der Bildung von Antikörpern, Hormonen, Knorpeln und Knochen. Aufgrund dieser Funktionen kommt Zink eine bedeutende Rolle im Immungeschehen zu; es greift mit Unterstützung von Enzymen in die Fresszellenaktivität ein, die Phagozytose. Zink hilft dem Körper bei der Herstellung von Kollagen (Kollagensynthese, also Aufbau und chemische Verbindung von Kollagen); somit verbessert es die Wundheilung und wird eingesetzt bei allen Hauterkrankungen wie Akne (oft Zinkmangel-Symptom), Ekzemen, Nesselsucht, Lippenherpes (Herpes simplex), Haarausfall und Nagelerkrankungen, bei vorzeitigen Alterserscheinungen und bei schneller Ermüdung. Bei Schleimhauterkrankungen wie Magen- und Zwölffingerdarmgeschwüren unterstützt es die ärztliche/heilpraktische Behandlung. Aufgrund seines Eingreifens in die Kollagensynthese fördert Zincum chloratum das Wachstum, reguliert den Blutdruck und unterstützt die Funktion der Bauchspeicheldrüse bei Diabetes mellitus; weil es am Insulinstoffwechsel beteiligt ist, beeinflusst es die diabetische Stoffwechsellage. Zink ist auch bei psychischen Erkrankungen wirksam, weil es eingreift in die Synthese der Neurotransmitter, der Überträgerstoffe, die an den Nervenenden freigesetzt werden.

Besonderheit

Eine große Daten-Analyse aus den vergangenen 25 Jahren hat ergeben, dass Zink bei diabetischen Komplikationen, zu denen auch Depressionen gezählt werden, äußerst hilfreich ist. Diabetiker scheiden mindestens doppelt so viel Zink aus wie gesunde Menschen; dies verschlechtert die Stoffwechselsituation und führt zu Stimmungsveränderungen.

Nr. 22: *Calcium carbonicum Hahnemanni D6* (Kalziumcarbonat)

Calcium carbonicum, kohlensaurer Kalk, kommt neben anderen Salzen wie Magnesiumphosphat, Siliziumdioxid und Kalziumphosphat natürlicherweise in Knochen und Zähnen vor. Fehlt Kalzium im Körper, kommt es zu einer gesteigerten neuromuskulären Erregbarkeit, zu Krämpfen, Kribbel- und Taubheitsgefühl, Angina pectoris, Knochenerkrankungen wie Osteoporose, Nagelbrüchigkeit und Karies (→ Kalzium Seite 22–23).

So wirkt Calcium carbonicum Hahnemanni im Körper

Kalzium ermöglicht den Aufbau des knöchernen Skeletts und der Zähne, es fördert Muskelanspannung und -entspannung, verringert überschießende Impulse bei nervlicher Erregung und unterstützt viele Zellfunktionen, die enzymabhängig sind. Calcium carbonicum reguliert wie die anderen Kalziumsalze, jedoch spezifischer, den Kalziumstoffwechsel, fördert die Abheilung von Haut- und Schleimhauterkrankungen, stärkt die Zellmembranen und ist an der Impulsübertragung von Nerven zu Muskeln beteiligt, was seine Wirkung bei Schmerzen und Krämpfen erklärt. Außerdem intensiviert es zusammen mit Calcium phosphoricum (→ Seite 23) die Heilung von Knochenbrüchen.

BESONDERHEIT
Früher wurde Kalziumcarbonat schulmedizinisch bei Magenschleimhautentzündungen und Durchfällen eingesetzt, außerdem Zahnpulvern zugegeben. Hahnemann führte es in die Homöopathie ein; Anfang des vorigen Jahrhunderts wurde es den biochemischen Ergänzungsmitteln zugeordnet. Calcium carbonicum, wie vor 200 Jahren aus den kalkreichen Austernschalen hergestellt, hat sich vor allem in der Kinderheilkunde bewährt.

Nr. 23: *Natrium bicarbonicum D6 (Natriumbicarbonat, Natron, Natriumhydrogencarbonat)*

Natriumbicarbonat (Natron, Hydrogencarbonat-Ionen, Natrium bicarbonicum), auch als Speisesoda bezeichnet, ist im Blut als Säurepuffer vorhanden. Die Abpufferung von sauren Körperflüssigkeiten ist für den Organismus unerlässlich für die Funktion des Zwischenstoffwechsels (Stoffwechsel zwischen Aufschließung von Nährstoffen zu körpereigenen Substanzen und deren Abbau). Verändern sich die Säureverhältnisse im Blut, kann eine lebensbedrohende Situation eintreten (Auskunft über den Säuregrad gibt der pH-Wert = »potentia Hydrogenii«, Maßzahl für den sauren oder basischen Charakter von Lösungen). Natron wird heute in Europa aus natürlichem Kochsalz gewonnen, dabei werden Chlorid-Ionen gegen Carbonat-Ionen (Kohlensäure) ausgetauscht.

SO WIRKT NATRIUM BICARBONICUM IM KÖRPER
Natrium bicarbonicum wirkt in erster Linie regulierend auf den Stoffwechsel, es kann überschüssige Säure binden und so neutralisieren. Aus diesem Grund wird es oft in nichtpotenzierter Form bei zu viel Magensäure und Sodbrennen eingenommen. Auch an Natrium-Ionen reiche Mineralwässer und Heilquellen werden bei diesen Beschwerden empfohlen, da sie durch ihre Pufferkapazität die Säure neutralisieren und die Magenschleimhaut vor aggressiven Angriffen schützen. Dadurch wird die Abheilung der Schleimhaut unterstützt. Natriumbicarbonat kommt auch in der Bauchspeicheldrüse vor und ist an der Bildung von Pankreassaft (Bauchspeichel) beteiligt.

BESONDERHEIT
Natron/Speisesoda ist ein altes Hausmittel, das bei Magenübersäuerung und vielen anderen Erkrankungen eingenommen wird. Für die Körper- und Schönheitspflege können wohltuende Bäder mit Natronpulver gemacht werden. Die alten Ägypter gewannen Natron aus den Seen des Tales Natron in Unterägypten, wo es heute noch vorkommt.

Nr. 24: Arsenum jodatum D6 (Arsentrijodid)
Arsentrijodid hat sich vor allem bei chronischen Haut- und Schleimhauterkrankungen bewährt. Die Wirkung von Arsen, einem Spurenelement, das in vielen Organen des Körpers vorkommt (wie Jod), ist noch nicht ausreichend erforscht, klar aber ist, dass der Körper es für verschiedene Funktionen braucht. In der Mineralstoffliteratur wird beschrieben, dass es die Blutbildung unterstützt.

SO WIRKT ARSENUM JODATUM IM KÖRPER
Arsenum jodatum wirkt leicht stimulierend auf den ganzen Organismus, therapeutisch wird es vorwiegend bei Haut- und Schleimhauterkrankungen eingesetzt. Die Jodid-Ionen unterstützen den Körper bei der Herstellung des Schilddrüsenhormons Thyroxin. Wird zu wenig Thyroxin gebildet (zum Beispiel bei mangelhafter Jodaufnahme über die Nahrung) kann eine allgemeine Schwäche auftreten und sich ein Kropf (Struma) bilden. Die Jodid-Ionen unterstützen die Wirkung von Arsenum bei Infekten und verbessern die Abwehr, wirken auf den Stoffwechsel (so bei Fettleibigkeit), bei Funktionsstörungen der Schilddrüse und Gelenkerkrankungen. Obwohl in den Nahrungsmitteln reichlich Arsen vorkommt, kann die Verteilung der Arsen-Moleküle im Körper gestört sein – dies wird reguliert durch das biochemische Arsenum jodatum.

BESONDERHEIT
Arsentrijodid wurde früher gegen Lepra eingesetzt.

DAS ENTZÜNDUNGSSCHEMA

Entzündungen laufen immer nach den gleichen Regeln ab und äußern sich durch vier Anzeichen:
Rötung (Rubor), Wärme (Calor), Schwellung (Tumor) und Schmerz (Dolor).
Schüßler hat drei entzündungshemmende Salze den mit medizinischen Definitionen übereinstimmenden Entzündungsstadien zugeordnet:
➤ Ferrum phosphoricum (erstes Stadium),
➤ Kalium chloratum (zweites Stadium) und
➤ Kalium sulfuricum (drittes Stadium).
Bei äußerlicher Symptomatik lassen sich die Salze leicht den einzelnen Stadien zuordnen.
Schwieriger wird es bei inneren Erkrankungen:
➤ Die ersten Symptome sind dem ersten Stadium gleichzusetzen;
➤ wenn die Krankheit sich festgesetzt hat, die Beschwerden deutlich zu erkennen sind, handelt es sich um das zweite Stadium;
➤ wenn der Heilprozess stagniert, macht der Körper das dritte Stadium der Entzündung durch.

Entzündungen lassen sich in Zweifelsfällen auch messtechnisch erfassen: Genauer als Röntgenaufnahme, Ultraschalluntersuchung oder Computertomographie ist hierbei die Anthroposkopie (→ Seite 178). Mit dieser Methode lassen sich Entzündungen zum Beispiel im Darm, an Gelenken oder in den Nebenhöhlen exakt orten, und auch der Grad der Entzündung lässt sich bestimmen.

Auslöser für Entzündungen

Viele Einflüsse können Entzündungen provozieren: mechanische (Verletzung, Prellung, Schnittwunde) ebenso wie infektiöse Auslöser (etwa Bakterien und Viren), auch physikalische Einflüsse (Hitze, Kälte), chemische (Säuren, Laugen) und immunologische wie Antigene (zum Beispiel Pollen) und Histamin (Hormon, das bei Allergien freigesetzt wird). So lässt sich verstehen, dass auch Sonnenbrand, Prellung, Insektenstich und Erfrierung sowohl aus medizinischer als auch aus biochemischer Sicht Entzündungen darstellen.

Eisen und Entzündungen

Professor Ibrahim Elmadfa und Professor Erich Muskat (→ Bücher Seite 186) schreiben, dass eine (grobstoffliche) medikamentöse Zuführung von Eisen die Vermehrung pathogener Keime im Verdauungstrakt fördern und damit die Infektion verschlimmern kann. Schüßler empfahl jedoch, potenziertes (feinstoffliches) Eisenphosphat im ersten Stadium des Infektes zu geben: Verdünnte Eisengaben fördern hier die natürliche Umverteilung des grobstofflichen Eisens. So ist zu erklären, warum Ferrum phosphoricum oft so schnell hilft, wenn es häufig und rechtzeitig eingenommen wird: Es unterstützt den Körper in seinem natürlichen Abwehrkampf.

Erstes Entzündungsstadium: Ferrum phosphoricum

Im ersten Entzündungsstadium setzt der Körper sich mit dem krankhaften Reiz auseinander, versucht, das Geschehen abzuwenden. Es ist stets der Beginn einer Erkrankung mit erhöhtem Stoffwechsel, Gefäßerweiterung (Rötung) und gestörter Sauerstoffversorgung. Ideal ist jetzt die Einnahme von Ferrum phosphoricum (→ Seite 24): Es hilft dem Körper, mehr Sauerstoff-Moleküle ins Entzündungsgebiet zu transportieren, um die Stoffwechselprozesse in den Zellen anzuregen.

Anzeichen: Die ersten Zeichen der Erkrankung bei Sonnenbrand sind Hautrötung und das Spannen der Haut; bei einer Erkältung sind es Gliederschmerzen, beginnende Halsschmerzen, Müdigkeit, Schlappheit; bei einer Magen-Darm-Verstimmung ist es ein leichtes Druckgefühl im Bauch; bei Hauterkrankungen die beginnende Rötung.

EINNAHME

In der ersten Stunde (Kinder in der ersten halben Stunde) alle 5 bis 10 Minuten eine Tablette. Dann kann auf viertelstündlich, halbstündlich und stündlich reduziert werden; normalerweise genügt es, diese hohe Dosierung einen halben bis einen Tag anzuwenden.

Zweites Stadium: Kalium chloratum

Im zweiten Entzündungsstadium haben sich die Beschwerden manifestiert, nun weiß auch der Optimist, dass eine Erkrankung ausgebrochen ist.

Anzeichen: Die Mandeln sind entzündet, geschwollen und schmerzhaft, die Rachenschleimhaut ist rot, die Zunge belegt, der Magen schmerzt, oder die Nase schwillt zu. Dieses Stadium ist auch durch den Abgang von weißlichem Schleim gekennzeichnet (eiweißhaltiges Sekret, Faserstoff). Bei Blutungen ist das zweite Stadium das, in dem der Körper Blutgerinnungsprozesse in Gang setzt.

EINNAHME

Da der Übergang vom ersten zum zweiten Stadium oft fließend ist, können Ferrum phosphoricum und Kalium chloratum zu Beginn der Erkrankung auch im Wechsel eingenommen werden.

Drittes Stadium: Kalium sulfuricum

Das dritte Stadium ist das der »Reinigung«, man kann es auch als »Aufräumphase« bezeichnen – jetzt ist die Entzündung in der abschließenden Heilphase. Defekte an Haut und Schleimhaut werden durch schnell nachwachsende Bindegewebszellen repariert. Normalerweise muss bei rechtzeitiger Gabe der ersten beiden Salze das dritte Mittel selten eingesetzt werden. Manchmal aber stagniert der Heilprozess. Dann können die Beschwerden chronisch werden, und der Organismus braucht Kalium sulfuricum, um an die Entzündungsstelle Sauerstoff zu transportieren. Auf diese Weise wird der Stoffwechsel aktiviert und die Bildung neuer Zellen forciert.

Anzeichen: Das Stadium zeigt sich durch anhaltenden Abgang von gelblichem Schleim (beispielsweise beim Schnupfen, bei Bronchitis mit gelbem Schleim, bei dem es sich um abgestorbene Zellen, Eiterbakterien, abgestoßene Schleimhaut handelt).

EINNAHME

3-mal 2 Tabletten täglich, 2 bis 6 Wochen lang.

Ausnahmen vom Entzündungsschema

Es gibt Ausnahmen von der Entzündungsregel – hier nach den Stadien vorzugehen ist zwar nicht falsch, aber so geht es schneller:

Die 24 Schüßler-Salze und ihre Wirkung

- Bei Schnupfen und bei Insektenstichen (Brei einer Tablette Nr. 8 auftragen) nehmen Sie in der ersten Stunde häufig Natrium chloratum, Nr. 8 (→ Erste Hilfe Seite 75),
- bei einer Harnwegs- und Blasenentzündung in der ersten Stunde häufig Natrium phosphoricum, Nr. 9 (→ Erste Hilfe Seite 71, 72).

BIOCHEMISCHE KUREN

Die hier vorgestellten biochemischen Kuren und Schemata sind auf der Basis langjähriger Erfahrungen in der Praxis, von Beobachtungen an den Patienten, logischen Schlussfolgerungen und bewährten Kombinationen entstanden. Sie umfassen meist einen Zeitraum von 3 bis 6 Wochen. Die Einnahme der Tabletten ist variabel:

- Werden mehrere Tabletten auf einmal eingenommen (zum Beispiel morgens 5 Tabletten, mittags 5 Tabletten und so weiter), können diese analog der »Heißen Sieben« (→ Seite 63) in Wasser aufgelöst werden.
- Sollte das Auflösen in Wasser aus irgendwelchen Gründen nicht möglich sein, können die Tabletten auch im Laufe des Vormittags, Nachmittags oder Abends eingenommen werden.
- Möglich ist auch ein »Cocktail« nach dem Schema von B. S. Darbari (→ Seite 20).

Allergie – Vorbeugung und Behandlung

Die vorbeugende Einnahme der Salze macht nur Sinn, wenn die Kur 8 Wochen vor dem Auftreten der Allergene durchgeführt wird. Beispiel Heuschnupfen: bei Allergie auf Frühblüher am besten Mitte Dezember beginnen, bei Allergie auf Spätblüher im Februar beginnen. Ist der Heuschnupfen bereits ausgebrochen, muss behandelt werden.

ALLERGIE-SCHEMA ZUR VORBEUGUNG

Erste bis vierte Woche: Manganum sulfuricum D6 (Nr. 17), fünfte bis achte Woche: Calcium phosphoricum D6 (Nr. 2) im Wechsel mit Cuprum arsenicosum D12 (Nr. 19). Anwendung: von jedem Salz täglich 2 bis 4 Tabletten, Kinder 1 bis 2 Tabletten. Dauer der Kur: 8 Wochen.

ALLERGIE-SCHEMA ZUR BEHANDLUNG

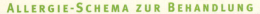

Vormittags: 4 Tabletten Natrium chloratum D6 (Nr. 8),
mittags: 3 Tabletten Silicea D12 (Nr. 11),
nachmittags: 4 Tabletten Calcium carbonicum D6 (Nr. 22),
abends: 4 Tabletten Magnesium phosphoricum D6 (Nr. 7).
Anwendung: als »Heiße Sieben« (→ Seite 63), Kinder jeweils 1 bis 3 Tabletten.
Dauer der Kur: 4 bis 8 Wochen.

Beispiel Heuschnupfen: Im beschwerdefreien Intervall bei Veranlagung zu allergischem Schnupfen eine vierwöchige vorbeugende Behandlung mit Calcium carbonicum D6 (Nr. 22), 3 Tabletten täglich.

Anti-Stress-Kur

Diese Kur kann Ihnen zwar den Stress nicht nehmen, sie hilft Ihnen aber, besser und ausgeglichener damit umzugehen: Der Körper regeneriert sich schneller, bei Bedarf mobilisiert er neue Energien, die zur Verfügung stehende Energie ist besser verfügbar, der Stress »schlägt« nicht auf die Verdauungsorgane. Verstopfung oder Durchfall treten also nicht auf, in Ruhephasen können Sie besser und schneller »abschalten«.

ANTI-STRESS-KUR

Morgens: 5 Tabletten Kalium phosphoricum D6 (Nr. 5),
mittags: 3 Tabletten Ferrum phosphoricum D12 (Nr. 3),
auch Calcium phosphoricum D6, Nr. 2, hat sich bewährt,
abends: 5 Tabletten Magnesium phosphoricum D6 (Nr. 7).
Anwendung: Tabletten in heißem Wasser auflösen, schluckweise trinken.
Dauer der Kur: 3 bis 6 Wochen.

Aufbau-Kur im Alter

Biologisch bedingt treten im Alter häufig Befindlichkeitsstörungen auf wie schnelle Ermüdung, körperliche Schwäche, Konzentrationsstörungen und Anfälligkeit für Erkältungskrankheiten. Die in der Aufbau-Kur zusammengestellten Salze sind auf diese Störungen abgestimmt und erleichtern das Leben im Alter. (Weitere Empfehlungen → Seite 78).

Aufbau-Kur für ältere Menschen

Morgens: 3 Tabletten Calcium phosphoricum D6 (Nr. 2),
vormittags: 3 Tabletten Ferrum phosphoricum D12 (Nr. 3),
mittags: 3 Tabletten Kalium phosphoricum D6 (Nr. 5),
abends: 3 Tabletten Silicea D12 (Nr. 11).
Anwendung: Tabletten in heißem Wasser auflösen
(→ Schema von B. S. Darbari Seite 20).
▸ Bei Einschlafproblemen statt Nr. 11: Magnesium
phosphoricum D6 (Nr. 7).

Fitness für den Darm

Blähungen, Winde und Verdauungsstörungen wie Verstopfung oder Durchfall oder beides im Wechsel zeigen an, dass die Darmfunktion gestört ist. Dies kann verursacht sein durch zu viele Süßigkeiten, viel tierisches Eiweiß oder blähende Speisen.

Einlauf

Wichtig ist zunächst, den Enddarm während der Regenerationskur mit Hilfe eines Einlaufs zu entleeren; er bewirkt reflektorisch eine Entleerung und Reinigung auch der oberen Dickdarmabschnitte.

So wird der Einlauf gemacht

In eine 200-ml-Klistierspritze (Apotheke) lauwarmes Wasser füllen, die Spitze in den After einführen, das Wasser in den Enddarm spritzen. Das Wasser einige Minuten im Darm behalten, danach entleeren.
Anwendung: 2- bis 3-mal nacheinander wiederholen; zweimal wöchentlich durchführen.
▸ Bei empfindlicher Darmschleimhaut können dem Einlauf je
5 Tabletten Ferrum phosphoricum D6 (Nr. 3) und Kalium
chloratum D6 (Nr. 4) beigegeben werden.

Künftig auch bei der Ernährung auf Darmphysiologie und Darmflora achten:

> Keine späten Mahlzeiten, kein tierisches Eiweiß, auch Süßigkeiten und gärende Obstarten nach 17 Uhr möglichst nicht mehr essen.

DARM-KUR

Die Kur verbessert die Verdauungsleistung, bindet Fäulnisgase und aktiviert den Darm morgens.

DARM-KUR

Morgens: nüchtern 2 Tabletten Kalium phosphoricum D6 (Nr. 5),
vor dem Mittagessen: je 2 Tabletten Natrium phosphoricum D6 (Nr. 9) und Natrium sulfuricum D6 (Nr. 10);
abends vor dem Schlafengehen: 2 Tabletten Silicea D3 (Nr. 11).
Dauer der Kur: 3 bis 6 Wochen.

Immun-Kur

Die Stabilisierungskur für das Immunsystem hilft, den Körper vor Infekten zu schützen und die Abwehrleistung zu stärken. Die Kur kann sowohl vorbeugend im Herbst durchgeführt werden oder im Frühjahr, vor Allergiephasen wie Heuschnupfen, als auch bei häufig auftretenden Infekten.

IMMUN-KUR

Morgens: 2 Tabletten Ferrum phosphoricum D12 (Nr. 3),
mittags: 2 Tabletten Manganum sulfuricum D6 (Nr. 17),
nachmittags: 2 Tabletten Zincum chloratum D6 (Nr. 21),
vor dem Schlafengehen: 2 Tabletten Silicea D12 (Nr. 11).
Dauer der Kur: 3 bis 6 Wochen.

Rheuma-Kur

Bei rheumatischen Erkrankungen handelt es sich entweder um entzündliche Prozesse der Weichteile oder Gelenke, oder um degenerative, also entartende Prozesse; beides kann auch gleichzeitig bestehen.
Wie sich mit Hilfe der Hochfrequenz-Somato-Densitometrie-Messung (→ Anthroposkopie Seite 178) in meiner Praxis belegen lässt, sind selbst die schulmedizinisch als reine Arthrosen diagnostizierten Krankheiten fast immer mit einer Entzündung gekoppelt.
Um die Gelenksituation zu verbessern, den Aufbau von Knorpelmasse, den Abbau von Ablagerungen sowie entzündliche Prozesse und Schmerzen gleichzeitig zu beeinflussen, ist eine Kombination verschiedener Salze notwendig.

RHEUMA-KUR

Kalium chloratum D6 (Nr. 4), Natrium sulfuricum D6 (Nr. 10), Manganum sulfuricum D6 (Nr. 17), Calcium carbonicum D6 (Nr. 22), Silicea D12 (Nr. 11), Magnesium phosphoricum D6 (Nr. 7).
Anwendung: Von jedem Salz 2 bis 4 Tabletten täglich in $1/4$ bis $1/2$ Liter heißem Wasser auflösen, Lösung abkühlen lassen, in eine kleine Flasche füllen, über den Tag verteilt immer wieder einen Schluck trinken (je häufiger, desto besser), vor dem Schlucken eine Weile im Mund behalten.
Dauer der Kur: 3 bis 6 Wochen.
➤ Wichtig: Vor dem Trinken Flasche gut schütteln.

Entschlackungs- und Reinigungskur

Diese Kur ist hervorragend dazu geeignet, eine Fastenkur zu begleiten oder im Frühjahr zu entschlacken. Auch nach langwierigen Krankheiten empfiehlt sie sich.
Die in der Mischung enthaltenen Salze fördern die Ausscheidung, unterstützen den Leberstoffwechsel, regen Nieren- und Darmfunktion an und wirken einer Gewebeübersäuerung entgegen.

KUR ZUR ENTSCHLACKUNG UND REINIGUNG

Calcium sulfuratum D6 (Nr. 18), Natrium bicarbonicum D6 (Nr. 23), Calcium phosphoricum D6 (Nr. 2), Kalium sulfuricum D6 (Nr. 6), Natrium sulfuricum D6 (Nr. 10).
Anwendung: Von jedem Salz 2 bis 4 Tabletten täglich in $1/4$ bis $1/2$ Liter heißem Wasser auflösen, Lösung abkühlen lassen, in eine kleine Flasche füllen, über den Tag verteilt immer wieder einen Schluck trinken (je mehr, desto besser), vor dem Schlucken eine Weile im Mund behalten.
Dauer der Kur: 3 bis 6 Wochen.
➤ Wichtig: Vor dem Trinken Flasche gut schütteln.

Kur zur körperlichen Stärkung

Körperliche Erschöpfungs- und Schwächezustände können nach Anstrengung oder durchgemachten Erkrankungen auftreten. Um den Körper wieder zu stärken, ist es wichtig, den Stoffwechsel anzuregen, die Ausscheidung von »Schlackenstoffen« zu bewirken und die Zellneubildung und Regeneration zu fördern.

KUR ZUR KÖRPERLICHEN STÄRKUNG

Calcium sulfuratum D6 (Nr. 18) am ersten Tag,
Natrium bicarbonicum D6 (Nr. 23) am zweiten Tag,
Calcium phosphoricum D6 (Nr. 2) am dritten Tag,
Kalium sulfuricum D6 (Nr. 6) am vierten Tag,
Natrium sulfuricum D6 (Nr. 10) am fünften Tag.
Dann wieder von vorne beginnen.
Anwendung: von jedem Salz täglich 3-mal 2 Tabletten.
Dauer einer Kur: 3 bis 6 Wochen.

Schönheit für den Körper

Die besten Mittel für eine schöne und straffe Haut sind hier zu einer wirkungsvollen Kur kombiniert.

SCHÖNHEITSKUR

Morgens: 3 Tabletten Calcium fluoratum D12 (Nr. 1),
mittags: 3 Tabletten Natrium chloratum D6 (Nr. 8),
vor dem Schlafengehen: 3 Tabletten Silicea D12 (Nr. 11).
Anwendung: Tabletten im Mund zergehen lassen.
Ergänzend zur Tabletten-Einnahme:
morgens: die Salbe Calcium fluoratum (Nr. 1),
abends: die Salbe Silicea (Nr. 11) auf Gesicht, Hals und Dekolleté auftragen.
Einmal pro Woche ein Gesichtsdampfbad machen,
5 bis 10 Tabletten Natrium chloratum D3 darin auflösen.
Dauer der Kur: 3 bis 6 Wochen.

Zur Reinigung der Haut und zur Anregung der Feuchtigkeitsbildung können Sie auch einmal wöchentlich eine Gesichtsmaske machen.

GESICHTSMASKE

Je 10 Tabletten Silicea D3 und Natrium chloratum D3 in warmem Wasser auflösen, zu Brei verrühren, den Brei 20 Minuten auftragen. Danach die Haut mit lauwarmem Wasser reinigen.

DER WEG ZUR SELBSTBEHANDLUNG

Bei unklaren und schwerwiegenden Symptomen ist es unumgänglich, einen Arzt oder Heilpraktiker aufzusuchen. Er entscheidet dann, ob im konkreten Falle weitere Maßnahmen erforderlich sind. Meist spricht auch bei therapeutischer Behandlung nichts gegen eine biochemische Begleitung, doch sollten Sie Ihren Therapeuten darüber informieren.

> **Wichtig:** Bei unklaren Symptomen, die Sie aufgrund fehlender medizinischer Erfahrung nicht objektiv einschätzen können, dürfen Sie nicht wertvolle Zeit verlieren mit dem Versuch einer Selbstbehandlung; gehen Sie sofort zum Arzt – lieber einmal zu oft als einmal zu selten!

SO FINDEN SIE ZU IHREM MITTEL

In diesem Kompass bekommen Sie Hilfe für die Selbstbehandlung der häufigsten Beschwerden und Erkrankungen mit Schüßler-Salzen. So finden Sie zu dem für Sie passenden Salz:

- Wenn Sie an einer Entzündung leiden, dann gehen Sie nach dem Entzündungsschema vor (→ Seite 50).
- Ist das nicht der Fall, suchen Sie Ihr Symptom im Sach- und Beschwerdenregister (→ Seite 188); die angegebene Seitenzahl führt Sie zur Behandlung.
- Ist Ihre Beschwerde im Register nicht aufgeführt, lesen Sie im Kapitel »Beschwerden von A–Z« in dem Beschwerdenkomplex nach, dem Ihre Beschwerden zuzuordnen sind.
- Sollten Ihre Beschwerden weder im Sach- und Beschwerdenregister noch unter einem Beschwerdenkomplex aufgeführt sein, informieren Sie sich in den Beschreibungen der Salze (→ Seite 21) über die jeweiligen Einsatzgebiete.

Über das Studium der Charakteristiken der Salze werden Sie mit der Biochemie immer besser vertraut – was Ihnen dabei hilft, diese Therapie für Ihre Gesundheit und die Ihrer Familie optimal zu nutzen.

Falls Sie nicht weiterkommen, weil
- es sich bei Ihren Beschwerden um eine seltene Erkrankung handelt, oder
- Ihre Beschwerden auf jeden Fall in medizinische Behandlung gehören und deshalb hier nicht aufgeführt sind, oder
- die biochemische Selbstbehandlung in diesem Fall an ihre Grenzen stößt,

sollten Sie einen biochemisch und ganzheitlich arbeitenden Arzt oder Heilpraktiker aufsuchen (→ Kontaktadressen Seite 187).

Absonderungen: Hilfen bei der Mittelwahl

Schüßler hat bei einzelnen Mitteln Farbe, Konsistenz und Beschaffenheit von Absonderungen (Schleim, Nasensekret, Zungenbelag, Wundsekret, Ausfluss, Durchfall, Erbrochenes) als weitere Hinweise für die Wahl des passenden Salzes beschrieben:

- *Calcium phosphoricum (Nr. 2):* Eiweißähnliche Absonderungen, Hautbläschen mit eiweißähnlichem Inhalt.
- *Ferrum phosphoricum (Nr. 3):* Erbrechen von Speisen; Durchfall mit unverdauten Nahrungsresten.
- *Kalium chloratum (Nr. 4):* Weißliche Absonderungen, faserstoffartig; getrocknet sehen sie aus wie mit Mehl bestrichen (zum Beispiel bei Ekzemen); blutig-schleimige Absonderungen.
- *Kalium phosphoricum (Nr. 5):* Schmierige, übel riechende Absonderungen, Hautbläschen mit blutig-jauchigem Inhalt.
- *Kalium sulfuricum (Nr. 6):* Gelblich-schleimige Absonderungen (wie gelbes Nasensekret oder Auswurf).
- *Magnesium phosphoricum (Nr. 7):* Wässriges Erbrochenes, wenn gleichzeitig Bauchschmerzen bestehen.
- *Natrium chloratum (Nr. 8):* Helle, klare Absonderungen, wässrig-klare, schleimige Absonderungen; auch wässrig-klares Erbrochenes und wässriger Durchfall; Hautbläschen mit wässrig-klarem Inhalt.
- *Natrium phosphoricum (Nr. 9):* Saure oder käsige Absonderungen; sauer riechendes Erbrochenes, sauer riechende Durchfälle; auch blutig-eitrige Durchfälle und Hautbläschen mit honiggelbem (goldgelbem) Inhalt; auch Hautbläschen mit eitrigem Inhalt; bei eitrigen Absonderungen alternativ: Silicea (Nr. 11).

> - *Natrium sulfuricum (Nr. 10):* Gelblich wässrige Absonderungen; auch Erbrechen von Galle, Erbrochenes wässrig-gallig; Hautbläschen mit gelblich-wässrigem Inhalt; auch grünliche Absonderungen.
> - *Silicea (Nr. 11):* Alle eitrigen Absonderungen, wenn keines der anderen Mittel in Frage kommt.
> - *Calcium sulfuricum (Nr. 12):* Eitrige Absonderungen aus entzündeter Haut, Wunden.

WO SIND BIOCHEMISCHE SALZE ERHÄLTLICH?

Das für Ihre Beschwerden passende Mittel bekommen Sie in der Apotheke; biochemische Salze sind apothekenpflichtige Arzneimittel. Verlangen Sie das Salz Ihrer Wahl, zum Beispiel »Magnesium phosphoricum D6, Biochemie Nr. 7«. Ist nichts anderes angegeben, gelten die Regelpotenzen der Salze (→ Seite 22–49). Auch die Salben – es gibt sie von Nr. 1 bis Nr. 11 – sind in der Apotheke erhältlich; die Salbe »Magnesium phosphoricum (Nr. 7)« zum Beispiel können Sie auch als »biochemische Salbe Nr. 7« kaufen.

Hat eine Apotheke die Schüßler-Salze/-Salben nicht vorrätig, werden sie innerhalb eines Tages beschafft.

Trocken gelagert, können Salze (Tabletten, Pulver) und Salben lange Zeit aufbewahrt werden.

DOSIERUNG, EINNAHME, EINNAHMEZEITEN

Bei der Dosierung ist zu unterscheiden, ob es sich um akute oder um chronische Beschwerden handelt.

Dosierung bei akuten Erkrankungen

Akute Erkrankungen erfordern stets eine hohe Dosierung (Akutdosierung) zu Behandlungsbeginn, also zum Beispiel alle 5 Minuten eine Tablette oder stündliches Auftragen der Salbe. Die häufige Einnahme führt dann zum Erfolg, wenn Sie damit beim Auftreten der ersten Anzeichen einer Krankheit beginnen: zum Beispiel bei Schnupfen, der sich zunächst mit häufigem Niesen zeigt, oder bei einer Entzündung der Harnwege, die sich durch Brennen beim Wasserlassen ankündigt.

Oft sind nach 1 bis 2 Stunden die Beschwerden abgeklungen; dann können Sie auf eine stündliche, zweistündliche und später täglich dreimalige Einnahme übergehen.

AKUTDOSIERUNG

nur bei den Salzen Nr. 1 bis Nr. 12
Erwachsene und Kinder über 12 Jahren: alle 5 bis 15 Minuten 1 Tablette;
Kinder unter 12 Jahren: 1- bis 2-stündlich 1 Tablette.
Für Säuglinge: 1- bis 2-stündlich 1 Tablette in etwas Wasser auflösen und den Brei auf die Lippen streichen.

Die hohe Dosierung zur Behandlung akuter Krankheiten gilt, wie gesagt, nur für die Basissalze (Nr. 1 bis 12).
Die Ergänzungssalze (Nr. 13 bis 24) werden bei Erwachsenen und Kindern überwiegend zur Behandlung chronischer Beschwerden eingesetzt.

Regeldosierung und Dosierung bei chronischen Erkrankungen

Bei chronischen Erkrankungen, die sich meist über Jahre entwickelt haben, und zur Nachbehandlung akuter Beschwerden (so im dritten Entzündungsstadium) genügt die Regeldosierung.

REGELDOSIERUNG UND DOSIERUNG BEI CHRONISCHEN ERKRANKUNGEN

Erwachsene und Kinder über 12 Jahren: 3 bis 6 Tabletten über den Tag verteilt;
Kinder unter 12 Jahren: 3- bis 4-mal täglich 1 Tablette.
Für Säuglinge: 1- bis 2-stündlich 1 Tablette in etwas Wasser auflösen und den Brei auf die Lippen streichen.

Anwendungsformen

- Schüßler-Salze in Tablettenform werden nicht geschluckt, man lässt sie vielmehr langsam im Mund zergehen.
- Kommen mehrere Salze für die Behandlung in Frage, kann das erste beispielsweise im Laufe des Morgens, das zweite mittags und das dritte abends eingenommen werden.
- Es ist auch möglich, die in Frage kommenden Salze morgens in einem Glas mit abgekochtem Wasser aufzulösen und diese Lösung – über den Tag verteilt – in vielen kleinen Schlucken zu trinken (wie es der indische Laienbehandler B. S. Darbari erfolgreich praktiziert hat, → Seite 20).

➤ Die »Heiße Sieben«: Für Magnesium phosphoricum, das entkrampfende und schmerzstillende Salz der Biochemie, hat sich diese Anwendungsart bewährt:

HEISSE SIEBEN

Für Erwachsene 10 Tabletten, für Kinder 5 Tabletten Magnesium phosphoricum D6 (Nr. 7) in heißem Wasser auflösen, die Lösung langsam und schluckweise trinken. Wenn die Beschwerden sich nicht gebessert haben, ist eine Wiederholung ein- bis zweimal im Abstand von einer halben Stunde möglich.

➤ Die Salze Nr. 1 bis Nr. 12 können bei heftigen Beschwerden ebenfalls eingenommen werden wie die »Heiße Sieben«.

Dauer der Einnahme

Die Tabletten werden bis zur Besserung der Beschwerden eingenommen. Bei frühzeitiger Einnahme kann dies im Fall von akuten Beschwerden (etwa beim Schnupfen) nach 1 bis 2 Stunden bereits der Fall sein.
Bei manchen Beschwerden kann die Behandlung mehrere Monate dauern: Je länger die Erkrankung besteht, desto länger dauert im Normalfall die Behandlung. Doch es gibt Ausnahmen. So habe ich beispielsweise oft in der Praxis erlebt, dass seit Jahren bestehende Stirnhöhlenentzündungen innerhalb von 2 bis 3 Wochen ausgeheilt waren.

ÄUSSERLICHE BEHANDLUNG MIT SALBEN

Eine Behandlung mit Salben hat sich bei Muskel-, Gelenk-, Haut- und Knochenerkrankungen bewährt. Für die äußerliche Anwendung eignen sich die biochemischen Salben Nr. 1 bis Nr. 11 – bei leichten Beschwerden alleine, sonst zur Unterstützung der Behandlung mit Tabletten.

ANWENDUNG DER SALBE

Einen Salbenstrang von 1 bis 2 cm aus der Tube drücken, die betroffene Stelle einreiben. Über Krampfadern darf die Salbe nur eingeklopft werden!
Auch eine wohltuende Massage, zum Beispiel bei verspannten Muskeln, ist mit der Salbe möglich, ebenso ein Salbenumschlag, den Sie zum Beispiel über Nacht auf der Haut belassen.

Auch Tabletten werden zur äußerlichen Anwendung eingesetzt: In Wasser zu einem Brei auflösen, den Brei auf die zu behandelnde Stelle streichen oder als Kompresse anwenden (→ Seite 65).

GIBT ES NEBEN- ODER WECHSELWIRKUNGEN?

NEBENWIRKUNGEN

Bei der Behandlung mit Schüßler-Salzen wurden bislang keine Nebenwirkungen festgestellt, nicht einmal Erstverschlimmerungen, wie sie aus der Homöopathie bekannt sind. Werden allerdings ungewöhnlich viele Tabletten eingenommen (30 bis 100 Tabletten auf einmal), kann der enthaltene Milchzucker abführend wirken.

WECHSELWIRKUNGEN

Wurde ein falsches Mittel gewählt, passiert nichts, aber es bessert sich auch nichts. Wechselwirkungen mit anderen Medikamenten entstehen nicht. Schüßler-Salze können grundsätzlich die Wirkung anderer Medikamente unterstützen.

EINSCHRÄNKUNGEN BEI DER EINNAHME?

- Nierenkranke: In der üblichen Dosierung der Regelpotenzen kann ein Therapeut sogar Nierenkranken, die gemäß schulmedizinischer Meinung grobstoffliche Mineralsalze nicht nehmen dürfen, Schüßler-Salze verschreiben.
- Diabetiker-Information: 1 Tablette à 250 mg = 0,021 BE (Broteinheiten), 48 Tabletten = 1 BE.
- Allergiker (mit Allergie auf Milchzucker, Weizenstärke und andere Hilfsstoffe) sollten sich bei ihrem Arzt oder Heilpraktiker informieren, ob sie die Salze, in denen Milchzucker als Trägermittel enthalten ist, bedenkenlos einnehmen können.
- Laktose-Intoleranz-Patienten sollten »Cocktails«, also Kombinationen mehrerer in Wasser gelöster Salze, nicht einnehmen und die »Heiße Sieben« nicht mehrere Male nacheinander anwenden. Tabletten, die man einzeln und in Abständen von Minuten oder Stunden im Mund zergehen lässt, verursachen keine Beschwerden.
- Kinder, Alkoholempfindliche: Bitte beachten, dass die homöopathischen Tropfen Alkohol enthalten, also für Kinder und Menschen, die Alkohol nicht vertragen, als Ersatz für die Tabletten nicht in Frage kommen.

> Schwangere berücksichtigen die Einnahmevorschriften, die auf Seite 155 zusammengestellt sind.

> Wer auf Milchzucker empfindlich reagiert, kann die Schüßler-Salze als Globuli (Streukügelchen aus Rohrzucker) oder als alkoholische Tropfen einnehmen. In der Apotheke dann aber nicht das Schüßler-Salz als Tropfen oder Globuli verlangen, sondern zum Beispiel Ferrum phosphoricum D12, Dilution (Tropfen) oder Globuli bestellen. Dies sind homöopathische Einzelzubereitungen (etwas teurer als Tabletten), sie enthalten die gleiche Menge des Salzes wie die Tabletten.

So unterstützen Sie die Behandlung

Wie die Erfahrung zeigt, lässt sich die Wirksamkeit biochemischer Behandlungen auf einfache Weise verbessern. Neben allgemein unterstützenden Maßnahmen (Trinken, Bewegung) haben sich Wickel und Kompressen (→ Seite 65) sowie in der Temperatur ansteigende Fuß- und Handbäder (→ Seite 67) bewährt.

Trinken

Während der Behandlung mit Schüßler-Salzen sollten Sie viel trinken, reines Wasser ist ideal; wenn keine Herz- oder Nierenerkrankungen dagegen sprechen: 2 bis 3 Liter pro Tag. Durch hohe Flüssigkeitszufuhr wird der Stoffwechsel angeregt, Schlackenstoffe werden ausgeschieden, Nährstoffe zugeführt – auch die Wirkung der Schüßler-Salze wird gefördert.

Bewegung

Regelmäßige Bewegung unterstützt den Behandlungserfolg. Gut sind tägliche 1- bis 2-stündige Spaziergänge, ausgedehnte Wanderungen am Wochenende jedoch sind besser, da der Erholungseffekt erst nach 4 bis 6 Stunden einsetzt.
Bewegung an der frischen Luft stimuliert das Immunsystem, regt alle natürlichen Körpervorgänge an, verbessert die Verdauungsleistung und macht psychisch ausgeglichen und ruhig, zum Beispiel nach einer anstrengenden Woche.

Wickel und Kompressen

Biochemische Tabletten (zerstoßen, in Wasser) und Salben können Sie zur Unterstützung der Behandlung innerer Krankheiten oder bei Hauterkrankungen für heiße Wickel und Kompressen einsetzen.

Der Vorteil dieser Anwendungen: Die Poren der Haut öffnen sich besser durch die Wärme, der Körper ist damit aufnahmefähiger für die Salze. Gleichzeitig verbessert der Wickel (so warm, wie er vertragen wird) Durchblutung und Aktivität der Organe, wirkt entkrampfend und regt den Stoffwechsel an.

Während sich für die Behandlung von organischen Leiden (Leber, Lunge, Magen, Darm, Blase, Nieren, Herz) sowohl Wickel als auch Kompressen eignen, helfen Kompressen als die einfacheren Anwendungen beispielsweise bei Insektenstichen, Gelenkerkrankungen und Hautdefekten.

- Für sehr kleine Hautstellen wie Nagelpilze oder Insektenstiche genügt ein Pflaster, das 12 bis 24 Stunden auf der Haut belassen und wenn nötig erneuert wird.
- Sie brauchen für den Wickel: ein Schälchen zum Auflösen der Tabletten, ein Leinentuch, etwas größer als der zu behandelnde Bereich, ein Baumwolltuch, beispielsweise ein Geschirrtuch, etwas größer als das Leinentuch, eine Wärmflasche.
- Sie brauchen für die Kompresse: ein Leinentuch, etwas größer als der zu behandelnde Bereich, ein Baumwolltuch, zum Beispiel ein Geschirrtuch, etwas größer als das Leinentuch.

Tücher für Wickel/Kompressen bekommen Sie in der Apotheke.

SO WIRD DER WICKEL GEMACHT

5 bis 15 Tabletten oder 2 gestrichene Teelöffel Pulver des ausgewählten Mittels in wenig heißem Wasser auflösen, zu Brei verrühren. Den Brei auf den zu behandelnden Bereich streichen (bei einem Leberwickel zum Beispiel auf den Bereich unter dem rechten Rippenbogen). Das Leinentuch in heißem Wasser tränken, gut auswringen und auf den Brei legen, darüber das trockene Baumwolltuch. Um die Wärme länger zu speichern, dem Wickel eine Wärmflasche auflegen. Den Wickel 15 bis 30 Minuten anwenden; abnehmen, wenn er auskühlt.

Beim Salbenwickel verfahren Sie wie beim Wickel, aber statt Brei aus Tabletten/Pulver tragen Sie die Salbe auf. Wenn Sie mehrere Salben verwenden, sollten Sie diese vor dem Aufstreichen auf die Haut in der Handfläche vermischen.

Der Weg zur Selbstbehandlung

SO WIRD DIE KOMPRESSE GEMACHT

5 bis 10 Tabletten oder 2 gestrichene Teelöffel Pulver des ausgewählten Mittels in wenig heißem Wasser auflösen, zu Brei verrühren. Den Brei auf die Haut streichen. Fixieren mit dem in heißem Wasser getränkten Leinentuch, abdecken mit dem trockenen Baumwolltuch. Die Kompresse 10 bis 20 Minuten anwenden; abnehmen, wenn sie auskühlt.

Bei der Kompresse können Sie statt Tabletten/Pulver eine Salbe verwenden. Auch Salbenumschläge sind möglich.
➤ Anwendung: Wickel und Kompressen bei akuten Problemen ein- bis dreimal täglich, bei chronischen Beschwerden einmal täglich bis zur Besserung der Beschwerden anwenden.

Gesichtsdampfbad, Sole-Inhalation

Ein Gesichtsdampfbad mit heißem Wasser wirkt auf die Haut belebend und reinigend, bei Zusatz von Kamillentee oder Kamillenextrakt (Apotheke) entzündungshemmend; so zum Beispiel bei Akne. Bei Bronchialerkrankungen sind Sole-Inhalationen empfehlenswert; angesammelte Giftstoffe werden gebunden, das Abhusten von Schleim wird erleichtert.

SO WIRD DAS GESICHTSDAMPFBAD GEMACHT

Eine mittelgroße Schüssel mit 1 bis 2 Litern heißem Wasser füllen, 2 bis 3 Beutel Kamillentee oder die auf der Packung angegebene Menge Kamillenextrakt zugeben; bei Erkrankungen der Atemwege statt des Kamillenextraktes 20 Gramm Kristallsalz. Den Kopf, mit einem großen Handtuch bedeckt, über die Schüssel beugen, den Dampf 10 bis 15 Minuten auf Haut und Atemwege einwirken lassen; 2- bis 3-mal wöchentlich.

Fuss- und Handbäder

In der Temperatur ansteigende Fuß- und Handbäder, nach dem Erfinder einer Spezialbadewanne, Fritz Schiele, auch als Schiele-Bäder bezeichnet, können den Therapieerfolg sehr beschleunigen und die Organfunktionen verbessern. Durch die kontinuierliche Temperaturerhöhung wird der Körper veranlasst, ständig kühleres Blut an Füße oder Hände zu transportieren. Dadurch wird der Kreislauf angeregt, die kleinen Arterien (Kapillargefäße) erweitern sich, wodurch der Stoffwechsel aller Organe aktiviert wird.

➤ Der Effekt: Aufnahme von mehr Nährstoffen, Abfluss von Schlackenstoffen, bessere Versorgung mit Sauerstoff.

ANSTEIGENDE FUSSBÄDER

Empfehlenswert bei: Beschwerden im Verdauungstrakt; in Blase, Niere und den Beinen; Altersbeschwerden; Asthma, Bluthochdruck, niedrigem Blutdruck; Erkältungskrankheiten wie Mandel-, Rachen-, Stirnhöhlenkatarrh, Schnupfen; Hauterkrankungen wie Schuppenflechte, Akne, Frostbeulen, Furunkel; Herz-Kreislauf-Erkrankungen, Durchblutungsstörungen (kalte Füße), Herzmuskelschwäche; Venenerkrankungen (Fußbäder nur bis zur gut verträglichen Temperaturhöhe, maximal 39 °C); Magen-Darm-Erkrankungen; Menstruationsstörungen; Krämpfen, Nervenerkrankungen wie Neuralgien; Nieren-, Blasen- und Prostata-Erkrankungen; Gelenk- und Muskelrheumatismus; Wirbelsäulenbeschwerden; Schlafstörungen.

➤ Sie brauchen für das Fußbad: eine Fußbadewanne, in der sich die Temperatur automatisch erhöht (Bezugsadresse → Seite 187), oder eine große Schüssel, in der Ihre Füße nebeneinander stehen können, eine Tasse, ein Badethermometer.

SO WIRD DAS ANSTEIGENDE FUSSBAD GEMACHT

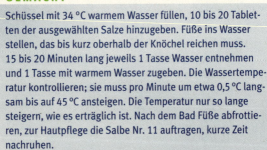

➤ Schüssel mit 34 °C warmem Wasser füllen, 10 bis 20 Tabletten der ausgewählten Salze hinzugeben. Füße ins Wasser stellen, das muss bis kurz oberhalb der Knöchel reichen. 15 bis 20 Minuten lang jeweils 1 Tasse Wasser entnehmen und 1 Tasse mit warmem Wasser zugeben. Die Wassertemperatur kontrollieren; sie muss pro Minute um etwa 0,5 °C langsam bis auf 45 °C ansteigen. Die Temperatur nur so lange steigern, wie es erträglich ist. Nach dem Bad Füße abfrottieren, zur Hautpflege die Salbe Nr. 11 auftragen, kurze Zeit nachruhen.

➤ Anwendung: Das Bad 5 Tage lang einmal täglich durchführen, danach 2 Tage Pause – bis zur Besserung der Beschwerden.

ANSTEIGENDE HANDBÄDER

Ansteigende Handbäder sind eine Alternative, wenn Fußbäder nicht gemacht werden können (Verletzungen, Hauterkrankungen).

➤ Sie brauchen für das Handbad: entweder eine Fußbadewanne, in der sich die Temperatur automatisch erhöht (Bezugsadresse → Seite 187). Oder eine größere Schüssel, in der Ihre Hände ausgestreckt nebeneinander liegen können, eine Tasse, ein Badethermometer.

SO WIRD DAS ANSTEIGENDE HANDBAD GEMACHT

Schüssel mit 34 °C warmem Wasser füllen, 10 bis 20 Tabletten der ausgewählten Salze hinzugeben. Hände bis maximal zur Mitte des Unterarms eintauchen. Dauer, Temperaturkontrolle, Hautpflege und Nachruhen, wie beim Fußbad beschrieben – zum Austausch des Wassers allerdings brauchen Sie jemanden, der Ihnen hilft. Es sei denn, Sie haben eine Spezialwanne.

➤ Anwendung: Das Bad 5 Tage lang einmal täglich durchführen, danach 2 Tage Pause – bis zur Besserung der Beschwerden.

GRENZEN DER SELBSTBEHANDLUNG

Generell müssen heftige Beschwerden medizinisch behandelt werden – wenden Sie sich an Ihren Arzt oder Heilpraktiker!

SOFORT ZUM ARZT

➤ Wenn Sie plötzliche Beschwerden selbst behandeln und innerhalb eines halben Tages keine Besserung spüren,
➤ wenn Beschwerden trotz Selbstbehandlung schlimmer werden,
➤ wenn Sie während der Selbstbehandlung Fieber oder Schmerzen bekommen.

Bitte verlieren Sie keine Zeit – begeben Sie sich sofort in fachkundige Behandlung. Gegen eine begleitende Einnahme biochemischer Salze spricht nichts (Adressen von biochemisch arbeitenden Ärzten und Heilpraktikern → Seite 187).

Erste Hilfe

Vor allem in Notfallsituationen sind der Selbstbehandlung Grenzen gesetzt. Dennoch können Sie bis zum Eintreffen des Arztes oder bis zum Besuch bei Arzt oder Heilpraktiker Schüßler-Salze in kurzen Abständen im Mund zergehen lassen.
Besteht allerdings die Gefahr von schweren Magen-Darm-Erkrankungen (Blutungen, Darmverschluss), dürfen Sie bis zur Klärung der Beschwerden die »Heiße Sieben« (→ Seite 63) nicht einnehmen.

Verlieren Sie nicht wertvolle Zeit mit dem Versuch der Selbstbehandlung, auch wenn sich die Schüßler-Salze in den Situationen, die in diesem Kapitel aufgeführt sind, oft bewährt haben. Gehen Sie vor allem dann zum Arzt, wenn Sie nicht wissen, welche Erkrankung vorliegt. Und das können Sie nicht selbst erkennen, es muss von einem Therapeuten geklärt werden.
Auch wenn Sie sich unsicher fühlen bei der Selbstbehandlung, suchen Sie bitte einen Arzt oder Heilpraktiker auf.
Für Notfälle sollten Sie die wichtigsten Erste-Hilfe-Maßnahmen beherrschen, die Sie in Kursen bei Rettungsorganisationen erlernen können.
Für die biochemische Erste Hilfe ist es sinnvoll, sich eine Hausapotheke mit Schüßler-Salzen zu beschaffen; in jeder Apotheke berät man Sie gern über komplette Sets.

Allergien

- Calcium carbonicum D6 (Nr. 22), alle paar Minuten 1 Tablette, passt oft bei allergischen Reaktionen.

Angstzustand, Platzangst (Agoraphobie)

- Kalium phosphoricum D6 (Nr. 5), alle paar Minuten 1 Tablette.

Asthma (Asthma bronchiale)

- Kalium phosphoricum D6 (Nr. 5) im Wechsel mit Magnesium phosphoricum D6 (Nr. 7), alle paar Minuten je 1 Tablette; oder als »Heiße Sieben« (→ Seite 63) 1- bis 2-mal täglich.

BINDEHAUTENTZÜNDUNG (CONJUNCTIVITIS)

- Ferrum phosphoricum D12 (Nr. 3) im Wechsel mit Kalium chloratum D6 (Nr. 4), viertelstündlich je 1 Tablette; auch warme Kompressen (→ Seite 65) mit je 3 in Wasser aufgelösten Tabletten;
- falls keine Besserung: zum Augenarzt.

BLÄHUNG (METEORISMUS)

- Natrium sulfuricum D6 (Nr. 10) im Wechsel mit Silicea D12 (Nr. 11), viertelstündlich je 1 Tablette;
- bei Schmerzen: Magnesium phosphoricum D6 (Nr. 7), viertelstündlich 1 Tablette; oder als »Heiße Sieben« (→ Seite 63);
- bei Blähungskoliken: feuchtheiße Bauchwickel – zum Arzt oder Heilpraktiker!

BLASENENTZÜNDUNG (CYSTITIS)

- Gleich zu Beginn der Beschwerden: Natrium phosphoricum D6 (Nr. 9), alle paar Minuten 1 Tablette, bei heftigen Beschwerden auch im Wechsel mit Ferrum phosphoricum D12 (Nr. 3), alle paar Minuten je 1 Tablette;
- wenn Blut im Urin: zum Arzt oder Heilpraktiker; viel trinken, alkalisches Heilwasser (zum Beispiel »Fachinger«).

BLUTERGUSS (HÄMATOM)

- Frischer Bluterguss: Ferrum phosphoricum D12 (Nr. 3), halbstündlich 1 Tablette, und Salbe Nr. 3 (Umschlag → Seite 66);
- zum »Aufsaugen« älterer Blutergüsse: Silicea D12 (Nr. 11) oder Kalium chloratum D6 (Nr. 4), 3-mal täglich 1 Tablette.

BLUTUNG

- Sofort zum Arzt oder Heilpraktiker!
- Bei harmlosen Blutungen nach Verletzung: Ferrum phosphoricum D12 (Nr. 3), viertelstündlich 1 Tablette;
- bei Neigung zum Nasenbluten: Calcium phosphoricum D6 (Nr. 2), 3-mal täglich 1 bis 2 Tabletten.

Durchfall (Diarrhö)

- Ferrum phosphoricum D12 (Nr. 3) im Wechsel mit Natrium chloratum D6 (Nr. 8), viertel- bis halbstündlich je 1 Tablette; oder (statt Nr. 8): Natrium sulfuricum D6 (Nr. 10), viertel- bis halbstündlich 1 Tablette;
- bei zunehmender Schwäche: zum Arzt, Gefahr von Austrocknung und Elektrolytverlust!

Erbrechen (Emesis)

- Stets Begleitsymptom einer anderen Erkrankung: Ursache klären! Bei Bluterbrechen sofort zum Arzt!
- Bei klarem durchsichtigem Erbrochenem: Natrium chloratum D6 (Nr. 8), viertelstündlich 1 Tablette;
- bei Erbrechen von Galle: Natrium sulfuricum D6 (Nr. 10), alle paar Minuten 1 Tablette;
- bei Erbrechen in der Schwangerschaft: Calcium phosphoricum D6 (Nr. 2), 3-mal täglich 2 Tabletten.

Fieber (Febris)

- Ferrum phosphoricum D12 (Nr. 3), alle paar Minuten 1 Tablette;
- wenn Fieber über 39 °C: Kalium phosphoricum D6 (Nr. 5), alle paar Minuten 1 Tablette.
- Wenn das Fieber steigt: zum Arzt!

Harnleiterentzündung (Ureteritis)

- Natrium phosphoricum D6 (Nr. 9), alle paar Minuten 1 Tablette.
- Bei starken Beschwerden und Blut im Urin: zum Arzt!

Harnröhrenentzündung (Urethritis)

- Natrium phosphoricum D6 (Nr. 9), alle paar Minuten 1 Tablette.
- Bei starken Beschwerden und Blut im Urin: zum Arzt!

Erste Hilfe

HERZBEKLEMMUNG (PEKTANGINÖSE ZUSTÄNDE)

- Keine Zeit verlieren und einen Arzt rufen!
- Sofort: Magnesium phosporicum D6 (Nr. 7) als »Heiße Sieben« (→ Seite 63);
- wenn Zeit: heiße Brustwickel (→ Seite 66).

HERZRASEN (TACHYKARDIE)

- Magnesium phosphoricum D6 (Nr. 7) im Wechsel mit Kalium phosphoricum D6 (Nr. 5) als »Heiße Sieben« (→ Seite 63);
- bei erhöhtem Pulsschlag und Rhythmusstörungen: zum Arzt!

HUSTEN, KITZELHUSTEN, NÄCHTLICHE HUSTENANFÄLLE (TUSSIS)

- Magnesium phosphoricum D6 (Nr. 7) als »Heiße Sieben« (→ Seite 63);
- ansteigende Handbäder (→ Seite 69);
- Behandlung nach dem Entzündungsschema (→ Seite 50) ist ebenfalls möglich.

INSEKTENSTICH

- Natrium chloratum D6 (Nr. 8) oder Natrium sulfuricum D6 (Nr. 10), viertelstündlich 1 Tablette; auch Breiumschlag (→ Seite 66) oder Salbe;
- bei stärker anschwellenden Stichen und Fieber: zum Arzt!
- bei allergischer Reaktion auf Insektenstich: bis zum Eintreffen des Arztes Calcium carbonicum D6 (Nr. 22), viertelstündlich 1 Tablette.

K

KNOCHENBRÜCHE (FRAKTUREN)

- Zur Unterstützung der ärztlichen Therapie (Gipsverband): Calcium phosphoricum D6 (Nr. 2), auch möglich: Calcium carbonicum D6 (Nr. 22), 3-mal täglich 2 Tabletten.

KOPFSCHMERZEN, MIGRÄNE (ZEPHALGIE, HEMIKRANIE)

- Magnesium phosphoricum D6 (Nr. 7), alle paar Minuten 1 Tablette, auch als »Heiße Sieben« (→ Seite 63);
- auch ansteigende Fußbäder (→ Seite 68);
- bei immer wiederkehrenden Attacken ohne ersichtlichen Grund: zum Arzt oder Heilpraktiker!
- bei Kopfschmerzen nach Gehirnerschütterung (Spätfolge): Natrium sulfuricum D6 (Nr. 10), stündlich 1 Tablette;
- nach Anstrengung mit großer Schwäche: Kalium phosphoricum D6 (Nr. 5), 3 bis 8 Tabletten über den Tag verteilt.

KRÄMPFE (SPASMEN)

- Magnesium phosporicum D6 (Nr. 7), alle paar Minuten 1 Tablette, auch als »Heiße Sieben« (→ Seite 63), auch mehrmals im Abstand von 15 Minuten.
- Bei starken Krämpfen: sofort zum Arzt oder in die Klinik!
- Feuchtheiße Umschläge (→ Seite 66).

KRAMPFHUSTEN (BRONCHOSPASMUS)

- Magnesium phosphoricum D6 (Nr. 7) als »Heiße Sieben« (→ Seite 63); ansteigende Handbäder (→ Seite 69).

KREISLAUFSTÖRUNG (ORTHOSTATISCHE DYSREGULATION)

- Mit Schwindel, niedrigem Blutdruck: Ferrum phosphoricum D12 (Nr. 3) oder Kalium phosphoricum D6 (Nr. 5), alle paar Minuten 1 Tablette;
- bei Ohnmacht: Arzt rufen! Bis zu seinem Eintreffen:
- 5 Tabletten Kalium phosphoricum D6 (Nr. 5) in Wasser auflösen, mit dieser Lösung die Lippen benetzen.

KRUPPHUSTEN (PSEUDOKRUPP)

- Magnesium phosphoricum D6 (Nr. 7) als »Heiße Sieben« (→ Seite 63), zwischendurch alle 10 Minuten 1 Tablette Kalium chloratum D6 (Nr. 4);
- für feuchte Raumluft sorgen (Dusche laufen lassen, Wasser aufkochen); Kind beruhigen; Arzt verständigen.

Magen- und Darmschleimhautentzündung (Gastroenteritis)

- Kalium chloratum D6 (Nr. 4) im Wechsel mit Ferrum phosphoricum D12 (Nr. 3), alle paar Minuten 1 Tablette;
- warme Bauchwickel, auch ansteigende Fußbäder (→ Seite 68).

Mundausschlag (Aphthen)

- Aphthen mit gelblichem Innenhof: Natrium phosphoricum D6 (Nr. 9), stündlich 1 Tablette;
- Aphthen mit weißlichem Innenhof: Kalium chloratum D6 (Nr. 4), stündlich 1 Tablette.

Quetschung (Contusio)

- Ferrum phosphoricum D12 (Nr. 3), viertelstündlich 1 Tablette, und Salbe Nr. 3;
- kalte Umschläge.

Reiseübelkeit (Kinetose)

- Mit Erbrechen: Natrium phosphoricum D6 (Nr. 9), viertelstündlich 1 Tablette;
- ohne Erbrechen: Magnesium phosphoricum D6 (Nr. 7), viertelstündlich 1 Tablette.
- Zur Vorbeugung: beide Mittel im Wechsel.

Schnupfen, akuter Fliessschnupfen (Rhinitis)

- Bei Fließschnupfen: Natrium chloratum D6 (Nr. 8), alle paar Minuten 1 Tablette;
- bei Stockschnupfen: Kalium chloratum D6 (Nr. 4), halbstündlich 1 Tablette, und Salbe Nr. 4 als Nasensalbe, mit Wattestäbchen die Nasengänge bestreichen (Salbe sparsam verwenden).

Sodbrennen (Pyrosis)

- Natrium phosphoricum D6 (Nr. 9), halbstündlich 1 Tablette;
- ein leicht alkalisches Heilwasser trinken (zum Beispiel »Fachinger«).

STUHLVERHALTUNG (CONSTIPATIO)   *Zum Arzt!*

- Natrium sulfuricum D6 (Nr. 10) und Kalium phosphoricum D6 (Nr. 5), alle paar Minuten 1 Tablette;
- Klistieranwendung oder Einlauf (→ Seite 55).

VERBRENNUNG (COMBUSTIO)

- Verbrennung ersten Grades (Rötung, zum Beispiel Sonnenbrand): Ferrum phosphoricum D12 (Nr. 3), alle paar Minuten 1 Tablette, und Salbe Nr. 3, messerrückendick auftragen; vorher die Hautstelle mit kaltem Wasser kühlen;
- Verbrennung zweiten Grades (Blasenbildung): Natrium chloratum D6 (Nr. 8), alle paar Minuten 1 Tablette.

VERSTAUCHUNG, ZERRUNGEN (DISTORSION)

- Ferrum phosphoricum D12 (Nr. 3) im Wechsel mit Kalium chloratum D6 (Nr. 4), alle paar Minuten je 1 Tablette, und Salbe Nr. 3 (→ Salbenumschlag Seite 67).

WUNDEN (TRAUMEN)

- Ferrum phosphoricum D12 (Nr. 3), halbstündlich 1 Tablette;
- bei kleineren Wunden zusätzlich: Salbe Nr. 3; auch Breipflaster mit in Wasser aufgelöster Tablette (→ Seite 66).

ZAHNSCHMERZEN (DENTALGIE)   *Zum Zahnarzt!*

- Bis dahin: Ferrum phosporicum D12 (Nr. 3), im Wechsel mit Magnesium phosphoricum D6 (Nr. 7), alle paar Minuten je 1 Tablette, auch als »Heiße Sieben« (→ Seite 63).

Körperliche Beschwerden von A – Z

In diesem Kapitel finden Sie die Informationen für Ihre Selbstbehandlung. In alphabetischer Ordnung, jeweils in Beschwerdenkomplexen zusammengestellt, sind die häufigsten Beschwerden und ihre Behandlung mit Schüßler-Salzen erläutert, die Grenzen der Selbstbehandlung aufgezeigt. Bei allen Beschwerden informiere ich Sie auch darüber, ob biochemische Salze ausschließlich oder unterstützend eingesetzt werden. Und Sie erfahren, welche Maßnahmen Sie zu Hause praktizieren können.

> **Wichtig**
> Akut- und Regeldosierung der empfohlenen Salze sowie die Dosierung bei chronischen Erkrankungen finden Sie auf Seite 62; bei Ausnahmen ist die Dosierung angegeben.

Allergien

Allgemeines und Symptome: Bei einer Allergie (Andersempfindlichkeit) zeigt der Organismus »andere«, nämlich krankhaft veränderte Reaktionen auf bestimmte Reize, er reagiert in der Regel heftiger als normalerweise; es kommt zu krankhaft gestörten Immunreaktionen und Überempfindlichkeiten. Die Stoffe, die eine Allergie auslösen, sind körperfremde Substanzen aus Umwelt oder Nahrung (Allergene); die krankhaften Reaktionen: Atemnot (allergisches Asthma), Schnupfen (zum Beispiel Heuschnupfen = Pollinosis), Hautausschläge (Neurodermitis und andere Ekzeme, Milchschorf) sowie Magen- und Darmschleimhautentzündungen. Oft besteht eine allgemeine Abwehrschwäche (→ Seite 129). Unterschieden werden Allergien vom Soforttyp (sofortige Reaktion) und vom Spättyp (Reaktion kommt erst nach Stunden oder Tagen).

Aus biochemischer Sicht: Störung des Salzhaushalts, Mineralstoff-Mangel, Störung des Stoffwechsels und des Flüssigkeitshaushalts, dadurch bedingt Fehlfunktionen und Schwächezustände der Immunabwehr.

Aus naturheilkundlicher Sicht: Häufige Ursache ist eine Abwehrschwäche als Folge von Belastungen des Organismus beispielsweise durch Medikamente, Impfungen, Störzonen, Elektrosmog, Darmpilze oder Konflikterlebnisse.

Behandlung:
- Basismittel: Calcium carbonicum D6 (Nr. 22) oder Calcium phosphoricum D6 (Nr. 2);
- auch: die Immun-Kur (→ Seite 56) und die Kuren zur Allergie-Vorbeugung und -Behandlung (→ Seite 53–54).

Unterstützende Maßnahmen
Selbst: Stuhl untersuchen lassen auf krank machende Bakterien und Pilze; Kuren auf Nordseeinseln mit täglichem Spazierengehen im Brandungsbereich (allergenfreie Luft, Einatmen aller wichtigen Salze); bei Asthma und Heuschnupfen ansteigende Fußbäder (→ Seite 68).
Arzt/Heilpraktiker: Bioinformative Medizin nach Dr. Ludwig (→ Seite 179); spagyrische Eigenblut- und Eigenurintherapie (→ Seite 185).

ALTER

Allgemeines und Symptome: Wenngleich es keine Krankheit ist, treten im Alter oft Beschwerden auf, die man als altersbedingt bezeichnet: allgemeine Schwäche, Abwehrschwäche, Empfindlichkeit gegen Stress und Belastung sowie längere Erholungsphasen nach Krankheiten. Typische im Alter vorkommende Krankheiten sind Durchblutungsstörungen, Herzschwäche, Schlafstörungen, Hauttrockenheit mit Juckreiz, Schwerhörigkeit und Arteriosklerose.

Behandlung:
- Zur Linderung der Beschwerden: Calcium carbonicum D6 (Nr. 22);
- bei allgemeiner Schwäche: Kalium phosphoricum D6 (Nr. 5). Auch die Aufbau-Kur im Alter (→ Seite 54).

Unterstützende Maßnahmen
Selbst: Ausreichendes Trinken, Schiele-Fußbäder (→ Seite 67), regelmäßige Spaziergänge/Wanderungen, Freude an einem Hobby mit Kontakt zu Gleichgesinnten.

AUGEN

ENTZÜNDETE UND TROCKENE AUGEN (CONJUNCTIVITIS SICCA), BINDEHAUTENTZÜNDUNG (CONJUNCTIVITIS)
Zum Augenarzt

Allgemeines und Symptome: Bindehautentzündungen können verursacht werden durch Bakterien, Viren und Pilze, durch Ver-

letzung, chemische und physikalische Einflüsse (Dämpfe, Fremdkörper oder Strahlung: Lichteinflüsse wie »Schneeblindheit«).
Die Symptome: Entzündung der Bindehäute, oft auch der Lidränder (Blepharitis) mit Rötung, eitriger Absonderung, Schwellung, Juckreiz, Brennen und Fremdkörpergefühl. Bei trockenen Augen handelt es sich meist um eine chronisch gewordene Entzündung. Auch allergische Ursachen kommen in Frage, außerdem das Sjögren-Syndrom, eine trockene Entzündung der Horn- und Bindehaut im Auge; nach dem Augenarzt Hendrik Sjögren benannte Erkrankung, die oft bei Frauen in den Wechseljahren auftritt oder bei Schwäche der Eierstöcke (Ovarialinsuffizienz) mit Schwäche der ausscheidenden Drüsen und trockenen Schleimhäuten sowie Verhornungsstörungen der Haut. Die Ursache für das Sjögren-Syndrom ist nicht bekannt.

Aus biochemischer Sicht:
Bei häufigen Entzündungen Mangel von Kaliumchlorid als Schleimhautsalz. Störungen des Flüssigkeitshaushalts bei trockenen Augen durch Mangel an Natriumchlorid. Beim Sjögren-Syndrom vermutlich eine Störung des Kalziumfluorid-Haushalts (nach Dr. Schüßler bei allen Keratosen, also Verhornungsstörungen).

Behandlung: → Entzündungsschema Seite 50.
- Bei nur leicht geröteten und überanstrengten Augen (nach dem Lernen zum Beispiel): Ferrum phosphoricum D12 (Nr. 3);
- bei trockenen Augen mit Sandkorngefühl: Natrium chloratum D6 (Nr. 8) und Salbe Nr. 8, auf die geschlossenen Lider auftragen;
- bei Bindehautentzündung mit verklebten Lidern und weißlichem Sekret: Kalium chloratum D6 (Nr. 4);
- bei roten, schmerzhaft entzündeten Augen: Manganum sulfuricum D6 (Nr. 17);
- bei Entzündung mit gelblichem Sekret: Kalium sulfuricum D6 (Nr. 6).

Unterstützende Maßnahmen
Selbst: Spülungen mit Augentrost-Tee (1 Teelöffel Kraut mit $1/2$ Tasse heißem, abgekochtem Wasser übergießen, 10 Minuten ziehen lassen, abgießen; mit dem Sud in einem Augenbadeglas das geschlossene Auge umspülen).
Arzt/Heilpraktiker: Hochfrequenzbestrahlung der geschlossenen Augen (→ Seite 181); Bioinformative Therapie mit den entzündungshemmenden Frequenzen (1,2 Hertz; 73,0 Hertz), auch zu Hause anwendbar (→ Seite 179).

GERSTENKORN/HAGELKORN (HORDEOLUM/CHALAZION)
Zum Arzt

Allgemeines und Symptome: Das Gerstenkorn ist eine akute eitrige und schmerzhafte Entzündung der Talg- und Schweißdrüsen des Lides mit Knötchenbildung. Das Hagelkorn ist nicht in allen Fällen entzündet.

Behandlung:
- Calcium fluoratum D12 (Nr. 1) und Silicea D12 (Nr. 11) sofort im Wechsel einnehmen, anfangs halb- bis einstündlich; Calcium fluoratum hat sich auch in D6 bewährt;
- bei Rötung des Gerstenkorns zusätzlich: Ferrum phosphoricum D12 (Nr. 3);
- bei Hagelkorn ohne Entzündung (chronisch): Salbe Nr. 1 auftragen; Calcium carbonicum D6 (Nr. 22);
- bei Verhärtung: Calcium fluoratum D12 (Nr. 1) und Silicea D6 (Nr. 11) im Wechsel.

GRAUER STAR (KATARAKT)

Allgemeines und Symptome: Der graue Star ist eine Erkrankung mit Verlust der Durchsichtigkeit der Linse, eine Linsentrübung. Sie tritt bevorzugt im Alter auf (Cataracta senilis), aber auch bei Diabetes mellitus und nach Verletzungen, oder sie ist angeboren. Die Sehkraft ist eingeschränkt.

Behandlung:
- Mehrmals im Jahr das Katarakt-Schema:

KATARAKT-SCHEMA
14 Tage lang morgens 1 Tablette Calcium fluoratum D12 (Nr. 1); anschließend 14 Tage lang morgens 1 Tablette Magnesium phosphoricum D6 (Nr. 7); danach 14 Tage lang morgens 1 Tablette Calcium carbonicum D6 (Nr. 22); weitere 14 Tage lang morgens 1 Tablette Natrium phosphoricum D6 (Nr. 9); zuletzt 14 Tage lang morgens 1 Tablette Silicea D12 (Nr. 11).

Unterstützende Maßnahmen
Selbst: Schiele-Fußbäder (→ Seite 67).
Arzt/Heilpraktiker: Hochfrequenztherapie der Augen (→ Seite 181).

Körperliche Beschwerden von A – Z

LIDER, GESCHWOLLENE (LIDÖDEME)

Allgemeines und Symptome: Lidödeme können verschiedene Ursachen haben: Insektenstiche, allergische Reaktion (Quincke-Ödem), Entzündung der Bindehäute; bei Oberlidödemen oft Lymphabflussstörungen, bei Unterlidödemen oft Nierenschwäche.

Behandlung:
- Manganum sulfuricum D6 (Nr. 17) im Wechsel mit Natrium sulfuricum D6 (Nr. 10);
- bei Lidödemen in Verbindung mit Nierenschwäche: Kalium arsenicosum D6 (Nr. 13);
- bei allergischen Lidödemen: Calcium carbonicum D6 (Nr. 22). (→ Allergien Seite 70.)

Unterstützende Maßnahmen
Selbst: Schiele-Fußbäder (→ Seite 67), bei häufigen Quincke-Ödemen harnsäurefreie Kost (→ Haut Seite 112).
Arzt/Heilpraktiker: Hochfrequenzbestrahlung (→ Seite 181).

LIDKRÄMPFE, LIDZITTERN (BLEPHAROSPASMUS, NYSTAGMUS)

Bei Augenerkrankungen und unklaren Symptomen zum Augenarzt

Allgemeines und Symptome: Lidkrämpfe und Lidzittern können Symptome von Augen-, Nebenhöhlen- und Zahnerkrankungen sein, durch Fremdkörper oder Lichtreize ausgelöst werden, aber auch bei nervlicher Schwäche (Neurasthenie) auftreten.

Aus biochemischer Sicht: Mangel an Magnesium phosphoricum und Kalium phosphoricum sind die häufigsten Ursachen.

Behandlung:
- Magnesium phosphoricum D6 (Nr. 7), auch als »Heiße Sieben« (→ Seite 63);
- wenn das nicht hilft: Zincum chloratum D6 (Nr. 21);
- bei nervlich schwachen Menschen oder bei Lidschwäche: Kalium phosphoricum D6 (Nr. 5); unterstützend die Salben Nr. 5 oder Nr. 7.

Unterstützende Maßnahmen
Selbst: Bei nervlicher Unruhe und Schwäche sind autogenes Training, regelmäßige Wanderungen, auch Kampfsport wie Jiu-Jitsu oder Karate hervorragende Möglichkeit, die Nerven zu stärken.

LIDRANDENTZÜNDUNG (BLEPHARITIS) *Zum Arzt/Heilpraktiker*

Allgemeines und Symptome: Eine akute Lidrandentzündung kann auftreten durch Reize wie Staub, Dämpfe, Hitze oder bedingt sein durch bakterielle Infektionen.

Behandlung:
- Entzündungsschema (→ Seite 50);
- bei chronischer Lidrandentzündung: Silicea D6 (Nr. 11).

SEHSCHWÄCHE (ASTHENOPIE)

Allgemeines und Symptome: In diesem Rahmen ist nur von der durch Anstrengung hervorgerufenen Sehschwäche die Rede. Sie kann nach langem Weinen, langem Arbeiten am Computer, langem Fernsehen oder nach Überarbeitung auftreten. Oft sind die Bindehäute trocken und gereizt.

Behandlung:
- Bei Sehschwäche nach Anstrengung: Natrium chloratum D6 (Nr. 8);
- bei allgemeiner Sehschwäche infolge Ermüdung der Augenmuskeln: Kalium phosphoricum D6 (Nr. 5).

→ Entzündete Augen → Seite 78.

TRÄNENFLUSS

Allgemeines und Symptome: Tränenfluss kann Begleitsymptom einer Entzündung der Bindehäute sein, aber auch bei empfindlichen Augen beispielsweise bei Wind auftreten.

Aus biochemischer Sicht: Mangel an Natrium chloratum (Nr. 8).

Behandlung: Natrium chloratum D6 (Nr. 8);
- alternativ: Kalium Aluminium sulfuricum D6 (Nr. 20).

BLASE, NIEREN, HARNLEITER

BLASENENTZÜNDUNG (CYSTITIS) UND HARNWEGSINFEKTE (URETHRITIS, URETERITIS) *Zum Arzt bei Blut im Urin*

Allgemeines und Symptome: Akute und chronische Blasenentzündungen sind meist bakterielle Infektionen; auch Pilze kommen als Verursacher in Frage. Symptome: häufiges Wasserlassen mit Schmerzen in der Harnröhre, Brennen beim Abgang von Urin, Harndrang, auch nachts; Blut im Urin, bei Kindern auch Unterbauchschmerzen. Gefahr: Aufsteigen der Erreger in Harnleiter und Nieren, dies kann zur Nierenbeckenentzündung mit Fieber führen. Ursachen und auslösende Faktoren für Entzündungen sind bei Frauen die Nähe zur Genital-Anal-Region, sexuelle Aktivitäten, Schwangerschaft und Geburt; bei Kindern meist ungenügende Analhygiene, bei Mädchen falsche Putztechnik nach Stuhlgang und angeborene Fehlbildungen; bei Männern Verengung der Harnröhre durch Prostataerkrankung oder Phimose (Verengung der Vorhaut). Begünstigend wirken Diabetes mellitus (Zuckerkrankheit), Schmerzmittelmissbrauch, Dauerkatheter und nervös bedingte Erkrankungen mit Blasenentleerungsstörungen.

Behandlung:
- Bei den ersten Symptomen (Brennen beim Wasserlassen): Natrium phosphoricum D6 (Nr. 9), alle paar Minuten eine Tablette im Mund zergehen lassen; zur Beschleunigung: im Wechsel mit Ferrum phosphoricum D12 (Nr. 3);
- bei chronischer Blasenentzündung: Silicea D12 (Nr. 11) im Wechsel mit Manganum sulfuricum D6 (Nr. 17), statt dieser beiden Salze ist auch Kalium chloratum D6 möglich (zweites Entzündungsstadium);
- bei harmloser Blasenentzündung mit Harndrang: Manganum sulfuricum D6 (Nr. 17);
- bei Entzündung nach Kälte- und Nässeeinfluss: Natrium sulfuricum D6 (Nr. 10);
- bei unwillkürlichem Harnabgang, auch ohne Entzündung: Natrium sulfuricum D6 (Nr. 10);
- bei chronischer Entzündung der Nierenkörperchen (= Glomerulonephritis): zur Unterstützung der ärztlichen Behandlung Cuprum arsenicosum D12 (Nr. 19).

Unterstützende Maßnahmen
Selbst: Ansteigende Fußbäder (→ Seite 68), viel trinken.

BLASENSCHWÄCHE (BLASENINSUFFIZIENZ)

Allgemeines und Symptome: Tritt meist bei Frauen in oder nach den Wechseljahren auf, vermutlich bedingt durch hormonelle Veränderungen, auch durch Schwäche des Blasenschließmuskels. Häufiger Harndrang mit Wasserlassen, meist nur geringe Mengen.
Aus biochemischer Sicht: Mangel an Kalziumfluorid und Kaliumphosphat, der den Blasenschließmuskel schwächt.

Behandlung:
- Kalium phosphoricum D6 (Nr. 5), auch im Wechsel mit Calcium fluoratum D12 (Nr. 1);
- bei älterem Leiden: Calcium fluoratum D12 (Nr. 1);
- alternativ bei Blasenschwäche, Störungen beim Wasserlassen (wie häufigem Harndrang): Kalium Aluminium sulfuricum D6 (Nr. 20).

Unterstützende Maßnahmen
Selbst: Beckenbodengymnastik zur Stabilisierung des Blasenschließmuskels (Anleitungen gibt es in Apotheken). Schiele-Fußbäder (→ Seite 67).

BRONCHIEN UND LUNGE
(→ auch Allergien Seite 77, Immunsystem Seite 129)

BRONCHIALASTHMA (ASTHMA BRONCHIALE)
Bei Anfällen von Atemnot zum Arzt!

Allgemeines und Symptome: Asthma (aus dem Griechischen) bedeutet erschwertes Atmen; dazu kommt es beim Bronchialasthma aufgrund einer anfallartigen Verengung der Atemwege, die einhergeht mit einer verstärkten Einatmung. Obwohl der Asthmatiker sagt, er bekomme keine Luft, liegt das Problem eigentlich darin, dass er genügend Luft einatmet, aber sie aufgrund der Verengung der Bronchialäste nicht ausatmen kann.

Aus biochemischer Sicht: Mangel der auf Schleimhaut und Muskel einwirkenden Salze wie Kalium chloratum und Magnesium phosphoricum.

Behandlung:
- Generell: Asthma-Schema (→ Seite 85);
- bei Asthma, das nur bei feuchter Luft und Nässe auftritt: Natrium sulfuricum D12 (Nr. 10);
- bei Auftreten krampfartiger Anfälle: Magnesium phosphoricum D6 (Nr. 7) als »Heiße Sieben« (→ Seite 63);
- bei Schwäche und Kräfteverfall mit trockenen Atemwegen: Natrium chloratum D6 (Nr. 8);
- bei allgemeiner Schwäche: Kalium phosphoricum D6 (Nr. 5);
- bei Asthma durch psychische Erregung: Kalium bromatum D6 (Nr. 14), auch in Kombination mit Magnesium phosphoricum D6 (Nr. 7);

- bei Asthma, das sich durch trockene Luft verschlimmert: Calcium sulfuratum D6 (Nr. 18).

> **ASTHMA-SCHEMA**
> Vor dem Frühstück Kalium phosphoricum D6 (Nr. 5); vor dem Mittagessen Kalium sulfuricum D6 (Nr. 6); abends Magnesium phosphoricum D6 (Nr. 7); von jedem Salz 5 Tabletten als »Heiße Sieben« (→ Seite 63).

Unterstützende Maßnahmen
Selbst: Atemübungen, langes Ausatmen; Schiele-Fußbäder (→ Seite 67); feuchtheiße Brustwickel (→ Seite 66).
Arzt/Heilpraktiker: Spagyrische Eigenbluttherapie (→ Seite 185).

ERWEITERUNG DER BRONCHIALÄSTE (BRONCHIEKTASIE)

Allgemeines und Symptome: Bronchiektasien können angeboren sein oder aufgrund häufiger Bronchitis erworben werden. Es besteht häufig Husten mit reichlich Auswurf.
Behandlung: Silicea D6 (Nr. 11), 4 Wochen lang, danach Silicea D12 (Nr. 11), 4 Wochen lang.

REIZ- UND KRAMPFHUSTEN, BRONCHIALKATARRH, BRONCHITIS (TUSSIS, BRONCHITIS)

Allgemeines und Symptome: Ursache eines Bronchialkatarrhs ist meist eine Ansteckung mit Bakterien oder Viren. Ein Katarrh kann sich auch durch Einatmen von giftigen Dämpfen oder von Staub entwickeln. Wenn bei Bronchialasthma unzureichend ausgeatmet wird, kann es ebenfalls zu Entzündungen kommen. Häufige Erkältungen können Folge eines schwachen Immunsystems sein (→ Seite 129).
Behandlung: Bei allen entzündlichen Bronchialerkrankungen das Entzündungsschema (→ Seite 50). Darüber hinaus:
- bei Bronchitis: Kalium bromatum D6 (Nr. 14); wenn das nicht hilft: Manganum sulfuricum D6 (Nr. 17) oder Kalium Aluminium sulfuricum D6 (Nr. 20);
- bei chronischer Bronchitis: Kalium jodatum D6 (Nr. 15), wenn das nicht hilft: Arsenum jodatum D6 (Nr. 24);

- bei Hustenreiz, Krampf- und Kitzelhusten: Magnesium phosphoricum D6 (Nr. 7) als »Heiße Sieben« (→ Seite 63);
- bei verschleppter Bronchitis: Calcium sulfuratum D6 (Nr. 18);
- bei Husten und Kälteempfindlichkeit: Silicea D12 (Nr. 11);
- generell bei chronisch-eitriger Bronchitis: Kalium sulfuricum D6 (Nr. 6), auch in D3;
- bei Husten mit trockenen Schleimhäuten, der sich in trockener Luft verschlimmert: Natrium chloratum D6 (Nr. 8);
- Husten bei Feuchtigkeit (nasskaltes Wetter): Natrium sulfuricum D6 (Nr. 10).
- Bei chronischem Husten mit trockenen Schleimhäuten: vier Wochen lang über den Tag verteilt 2 bis 4 Tabletten Ferrum phosphoricum D12 (Nr. 3), 2 bis 4 Tabletten Kalium chloratum D6 (Nr. 4), 2 bis 4 Tabletten Natrium chloratum D6 (Nr. 8).

Unterstützende Maßnahmen
Selbst: Schiele-Fußbäder (→ Seite 67).
Arzt/Heilpraktiker: Schröpfkopftherapie (→ Seite 184) bei chronischen Beschwerden; auch eine begleitende Eigenblut- und Eigenurintherapie mit spagyrisch aufbereiteten Medikamenten.

FRAUEN

AUSFLUSS (FLUOR VAGINALIS) *Zum Frauenarzt*

Allgemeines und Symptome: Sobald er auftritt, muss durch eine gynäkologische Untersuchung geklärt werden, ob der Ausfluss vaginal (Scheide) oder zervikal (Gebärmutterhals) bedingt ist. Ausfluss kann Symptom bakterieller Infektionen oder durch Pilze verursacht sein. Eine begleitende biochemische Behandlung ist möglich.

Behandlung: Auch bei Vaginalpilzen je nach Art der Absonderung behandeln (→ Seite 60);
- bei mildem Ausfluss, auch klebrig, dick und weiß: Kalium chloratum D6 (Nr. 4);
- bei scharfem Ausfluss: Natrium chloratum D6 (Nr. 8);
- bei wässrigem, scharfem, juckendem Ausfluss: Silicea D12 (Nr. 11);
- bei dünnem, wässrigem Ausfluss: Natrium chloratum D6 (Nr. 8);
- Ausfluss bei Jugendlichen: Ferrum phosphoricum D12 (Nr. 3);
- bei weißem Ausfluss: Calcium phosphoricum D6 (Nr. 2).

Unterstützende Maßnahmen
Arzt/Heilpraktiker: Sanierung der Scheidenflora (→ auch Pilze Seite 149).

BRUSTERKRANKUNGEN (MAMMOPATHIEN)

Allgemeines und Symptome: Brusterkrankungen können durch hormonelle Störungen (zum Beispiel Schmerzen, Anspannung, Schwellung der Brüste) oder durch Reizung und Verletzung (Stillen) mit nachfolgender Infektion durch Keime verursacht sein.

Aus biochemischer Sicht: Mangel an Salzen, die für Hautstabilität, Drüsengewebe und Abwehr von Bedeutung sind, wie Kalium chloratum, Ferrum phosphoricum, Calcium fluoratum.

Behandlung:
- Bei schmerzhafter Brustschwellung (Mastodynie): Calcium carbonicum D6 (Nr. 22) im Wechsel mit Silicea D12 (Nr. 11) und Salbe Nr. 11; wenn Stiche in der Brust auftreten: Kalium phosphoricum D6 (Nr. 5);
- bei Verhärtung der Brustdrüse nach abgelaufener Entzündung: Calcium fluoratum D6 und Salbe Nr. 1;
- bei Brustdrüsenentzündung (Mastitis): Calcium fluoratum D12 (Nr. 1); verbunden mit leichtem Fieber: Ferrum phosphoricum D6 (Nr. 3); wenn mit Sekretabsonderung: im Wechsel mit Natrium phosphoricum D6 (Nr. 9);
- zur Unterstützung der ärztlichen Behandlung: Calcium sulfuricum D6 (Nr. 12);
- bei immer wieder leicht aufflackernder Entzündung: Kalium chloratum D6 (Nr. 4);
- bei starker Entzündung mit Fieber trotz Behandlung mit Ferrum phosphoricum: Kalium phosphoricum D6 (Nr. 5), viertelstündlich 1 Tablette, zwischendurch immer wieder 1 Tablette Calcium fluoratum D12 (Nr. 1), auch in Kombination mit Silicea D12 (Nr. 11);
- bei Eiterbildung nach operativer Eröffnung: Calcium sulfuricum D6 (Nr. 12);
- bei chronischer Brustdrüsenentzündung, auch nach operativem Eingriff: Kalium phosphoricum D6 (Nr. 5);
- bei Neigung zu häufigen Brustdrüsenentzündungen: Calcium sulfuratum D6 (Nr. 18).

Unterstützende Maßnahmen
Selbst: Schiele-Fußbäder (→ Seite 67), feuchtheiße Auflagen (auch mit Salzlösung, → Seite 67), Unisol-Bestrahlung (→ Seite 185).
Arzt/Heilpraktiker: Hochfrequenzbestrahlung (→ Seite 181), Bioinformative Therapie mit »Entzündungsfrequenzen« (→ Seite 179).

BRUSTERSCHLAFFUNG (MAMMA PENDULANS)

Allgemeines und Symptome: Durch Bindegewebsschwäche auftretende Störung mit schlaffem Brustgewebe, ein eher kosmetisches, meist aber ein psychisches Problem aufgrund sozialer Normen und Idealvorstellungen von der weiblichen Brust.

Aus biochemischer Sicht: Mangel der Salze Siliziumdioxid und Kalziumfluorid.

Behandlung: Über längere Zeit: Silicea D12 (Nr. 11) und Calcium fluoratum D6 (Nr. 1) sowie Salben Nr. 1 und Nr. 11.

Unterstützende Maßnahmen

Selbst: Brustmassage (am besten mit Massagehandschuh).

Arzt/Heilpraktiker: Sanfte Schröpfkopftherapie (→ Seite 184) zur Anregung von Drüsenstoffwechsel und Durchblutung der Brust.

MENSTRUATIONSBESCHWERDEN (DYSMENORRHÖ, AMENORRHÖ, PRÄMENSTRUELLES SYNDROM)

Zum Frauenarzt bei starken Beschwerden

Allgemeines und Symptome: Bei Beschwerden während und vor der Regelblutung sollte ein Gynäkologe zuerst klären, ob organisch alles in Ordnung ist. Krampfhafte Schmerzen während und vor der Periode sind oft von Kopfschmerzen, psychischer Verstimmung, Ödemneigung, Brustspannen, Unwohlsein und Verdauungsstörungen begleitet, sie werden medizinisch als Dysmenorrhö bezeichnet (griechisch: *dys* = fehlerhaft). Bleibt die Regel aus, ist dies eine Amenorrhö. Treten die Beschwerden (meist nach dem 35. Lebensjahr) bereits vor der Regelblutung auf, spricht man vom Prämenstruellen Syndrom, dessen Ursache noch nicht geklärt ist.

Behandlung:

- Bei Periodenblutungen nachts: Natrium phosphoricum D6 (Nr. 9); alternativ: Ferrum phosphoricum D12 (Nr. 3);
- bei zu langer Blutung: Ferrum phosphoricum D12 (Nr. 3);
- bei Ausbleiben der Regel, zum Beispiel nach Infekten: Ferrum phosphoricum D12 (Nr. 3) und Kalium phosphoricum D6 (Nr. 5) im Wechsel;
- Blutung nach Anstrengung: Calcium carbonicum D6 (Nr. 22);
- bei unregelmäßiger, verspäteter Periode mit Übelkeit und Schwindel: Magnesium phosphoricum D6 (Nr. 7), auch Silicea D12 (Nr. 11);

Körperliche Beschwerden von A – Z

- bei Akne während der Periode: Natrium chloratum D6 (Nr. 8) und Kalium chloratum D6 (Nr. 4) im Wechsel;
- bei schmerzhafter Blutung mit Krämpfen: Magnesium phosphoricum D6 (Nr. 7);
- beim Prämenstruellen Syndrom: Basismittel Magnesium phosphoricum D6 (Nr. 7) als »Heiße Sieben« (→ Seite 63), mit der Einnahme (normale Dosierung) schon 3 bis 5 Tage vor dem Auftreten der Beschwerden beginnen; zusätzlich Nr. 8, Natrium chloratum D6 (wenn die Blutung dünnflüssig ist), oder Nr. 4, Kalium chloratum D6 (wenn die Blutung dickflüssig ist);
- wenn Magnesium phosphoricum gegen die Schmerzen nicht hilft: Calcium phosphoricum D6 (Nr. 2);
- Depressionen vor der Periode: Natrium chloratum D6 (Nr. 8);
- Migräne während der Periode: Natrium chloratum D6 (Nr. 8);
- bei zu starker Menstruation: Calcium carbonicum D3 (Nr. 22) und Kalium chloratum D6 (Nr. 4) in 2- bis 3-tägigem Wechsel.
- Allgemein bei Menstruationsbeschwerden: morgens Calcium phosphoricum D6 (Nr. 2), vormittags Kalium chloratum D6 (Nr. 4), nachmittags Kalium phosphoricum D6 (Nr. 5), abends Magnesium phosphoricum D6 (Nr. 7), je 2 bis 4 Tabletten.

Unterstützende Maßnahmen
Selbst: Schiele-Fußbäder (→ Seite 67); schon einige Tage vor der Periode 2 bis 3 Tassen Schafgarben-Tee täglich (1 gehäufter Teelöffel auf 1 Tasse, mit heißem Wasser übergießen, 10 Minuten ziehen lassen, abseihen).
Arzt/Heilpraktiker: Schröpfkopftherapie (→ Seite 184) im Lendenwirbelbereich und an den Innenseiten der Oberschenkel; Massage im Bereich der Wirbelsäule (zehnter Brustwirbel bis vierter Lendenwirbel) mit Johanniskrautöl.

PUBERTÄTSBESCHWERDEN

Allgemeines und Symptome: Die Pubertät, die Zeit der Geschlechtsreife, beginnt sowohl bei Jungen als auch bei Mädchen derzeit im Alter zwischen 11 und 13 Jahren. Es kann zu Stimmungsschwankungen (Traurigkeit, Aggressivität, Wunsch nach Alleinsein, Abgrenzung) und Akne (→ Seite 123) kommen.

Behandlung:
- Bei Verstimmungszuständen vor und während der Pubertät: Calcium carbonicum D6 (Nr. 22);

- bei Akne in der Pubertät: Calcium carbonicum D6 (Nr. 22);
- Kopfschmerz in der Pubertät: Calcium phosphoricum D6 (Nr. 2);
- bei harmlosen Herz-Kreislauf-Beschwerden in der Pubertät: Ferrum phosphoricum D12 (Nr. 3).

Unterstützende Maßnahmen
Selbst: Bach-Blüte (→ Seite 179) Nr. 33, Walnut, hilft in veränderten Lebenssituationen (2 Tropfen aus der Vorratsflasche auf 1 Glas Wasser, tagsüber schluckweise trinken); bei Akne und Hautunreinheiten Gesichtsdampfbäder mit Kamillenextrakt (fertige Portionsbeutel aus der Apotheke); regelmäßige Hautreinigung mit pH-neutralen Flüssigseifen; Unisol-Bestrahlung (→ Seite 185); Peloid-Masken (→ Seite 183).

SCHAMLIPPEN- UND SCHEIDENERKRANKUNGEN (VULVA- UND VAGINA-ERKRANKUNGEN) *Zum Frauenarzt*

Allgemeines und Symptome: Entzündungen im Scheidenbereich (Kolpitis, Vaginitis) werden meist durch Bakterien und Pilze verursacht, auch durch Überlastungen wie zu häufigen Geschlechtsverkehr.

Aus biochemischer und ganzheitsmedizinischer Sicht: Störung der Scheidenflora mit geringer Abwehrkraft gegen Keime. Mangel der für Schleimhäute wichtigen Salze Kalium chloratum, Kalium sulfuricum und Natrium chloratum, daraus resultierende Trockenheit der Scheide sowie Störungen der Sekretabsonderung und Empfindlichkeit.

Behandlung:
- Bei chronischer Entzündung: Calcium carbonicum D6 (Nr. 22);
- bei Trockenheit: Calcium phosphoricum D6 (Nr. 2) oder Natrium chloratum D6 (Nr. 8), auch Anwendung der Salben;
- bei akuter Entzündung: Ferrum phosphoricum D12 (Nr. 3), auch Scheideneinläufe mit 10 in heißem, abgekochtem Wasser aufgelösten Tabletten;
- bei Gefühl von Hitze und Trockenheit in der Scheide: Ferrum phosphoricum D6 (Nr. 3);
- bei Juckreiz und Wundsein: Silicea D12 (Nr. 11);
- bei trockener und empfindlicher Scheide: Natrium chloratum D6 (Nr. 8) und Salbe Nr. 8;
- bei unklaren Schmerzen: Calcium phosphoricum D6 (Nr. 22) oder Calcium carbonicum D6 (Nr. 22);

- bei Schmerzen beim Geschlechtsverkehr: Natrium chloratum D6 (Nr. 8) im Wechsel mit Ferrum phosphoricum D12 (Nr. 3);
- bei infektiöser Entzündung zur Unterstützung der ärztlichen Therapie: Kalium phosphoricum D6 (Nr. 5), viertelstündlich 1 Tablette, und Umschläge mit aufgelösten Tabletten.

SCHEIDENPILZE (VAGINALMYKOSEN), GEBÄRMUTTERERKRANKUNGEN (UTERUSERKRANKUNGEN), EIERSTOCKERKRANKUNGEN (OVARIALERKRANKUNGEN) *Zum Arzt*

Allgemeines und Symptome: Gutartige, kugelige, sich aus der Muskelschicht der Gebärmutter bildende Tumoren werden als Myom bezeichnet. Schulmedizinisch wird von einer hormonabhängigen Entstehung gesprochen. Myome können Regelbeschwerden, Schmerzen und Blutungen sowie Störungen beim Wasserlassen verursachen. Entzündungen können sowohl die Gebärmutter als auch die Eierstöcke, die Eileiter und den Gebärmutterhals betreffen; Pilzerkrankungen, meist Infektionen mit Candida-Arten, treten eher im Scheidenbereich auf.

Aus biochemischer Sicht: Eine zu Druckgefühl und Schmerzen führende Gebärmuttersenkung tritt bei erschlafften Bändern auf und ist stets mit einem Mangel an Kalziumfluorid verbunden.

Behandlung:
- Bei Gebärmuttersenkung: Natrium chloratum D6 (Nr. 8) im Wechsel mit Calcium fluoratum D6 (Nr. 1);
- bei Entzündungen der Gebärmutter zur Unterstützung der ärztlichen Therapie: Ferrum phosphoricum D12 (Nr. 3) und Silicea D12 (Nr. 11) im Wechsel;
- bei Gebärmuttermyomen zur Unterstützung der ärztlichen Therapie: Calcium carbonicum D6 (Nr. 22), Calcium fluoratum D12 (Nr. 1) und Ferrum phosphoricum D12 (Nr. 3) – von jedem Salz 2 Tabletten täglich morgens, mittags und abends;
- bei Gebärmutterblutungen zur Unterstützung der ärztlichen Therapie: Calcium carbonicum D6 (Nr. 22);
- bei Eierstockentzündung: Ferrum phosphoricum D12 (Nr. 3);
- bei Absonderung von faserstoffhaltigem (weißlichem) Sekret: Kalium chloratum D6 (Nr. 4);
- Eierstockentzündung nach der Geburt: Kalium phosphoricum D6 (Nr. 5), auch im Wechsel mit Silicea D12 (Nr. 11);
- schmerzhafte Eierstöcke: Magnesium phosphoricum D6 (Nr. 7);

- bei Scheidenpilzen: Auswahl des passenden Salzes nach der Art des Ausflusses (→ Seite 60).

Unterstützende Maßnahmen
Arzt/Heilpraktiker: Sanierung der Scheidenflora mit Präparaten, die Milchsäurebakterien enthalten.

WECHSELJAHRE (KLIMAKTERIUM)

Allgemeines und Symptome: Mit Beginn der Wechseljahre setzt die Regelblutung aus (Menopause); durch die hormonelle Umstellung (verminderte Östrogenproduktion) kommt es bei 70 % der Frauen zu klimakterischen Beschwerden – zu Hitzewallungen, Schweißausbrüchen, Schlafstörungen, Herzrasen, Depressionen, Schwäche und Kopfschmerzen. Auch Trockenheit der Scheide kann auftreten, und die Schamlippen können sich entzünden.

Behandlung:
- Das Wechseljahre-Schema für 4 bis 8 Wochen durchführen.
- Bei Trockenheit der Scheide: Salbe Nr. 8 auf die äußeren Schamlippen auftragen, innerlich Natrium chloratum D6 (Nr. 8)
- bei Schweißattacken, Hautproblemen und Hitzewallungen: Silicea D12 (Nr. 11);
- bei Hitzewallungen: Ferrum phosphoricum D12 (Nr. 3), alternativ Calcium sulfuricum D6 (Nr. 12).

DAS WECHSELJAHRE-SCHEMA
Morgens vor dem Frühstück: Kalium phosphoricum D6 (Nr. 5), vormittags: Natrium sulfuricum D6 (Nr. 10), nachmittags: Calcium sulfuricum D6 (Nr. 12), vor dem Schlafengehen: Silicea D12 (Nr. 11); von jedem Salz 5 Tabletten, auflösen in heißem Wasser, schluckweise trinken.

Unterstützende Maßnahmen
Selbst: Bach-Blüte (→ Seite 179) Nr. 33, Walnut (2 Tropfen auf 1 Glas Wasser, tagsüber schluckweise trinken); ansteigende Fußbäder (→ Seite 68) mit Extrakten für die Frau (Apotheke).
Arzt/Heilpraktiker: Schröpfkopftherapie (→ Seite 184); Injektionen potenzierter Organextrakte (→ Seite 182); Sojaextrakt (Phytoöstrogene) und Fettsäuren (Omega-3, Nachtkerzenöl); Orthomolekulare Medizin (→ Seite 183), Vitamine (Vitamin E, C, B) und Mineralstoffe/Spurenelemente (Zink, Selen).

Körperliche Beschwerden von A – Z

GELENKE, KNOCHEN, MUSKELN, BÄNDER UND SEHNEN

BÄNDERRISS (BANDRUPTUR) *Zum Arzt*

Allgemeines und Symptome: Ein Bänderriss tritt unfallbedingt auf, zum Beispiel nach starker Belastung oder Sturz beim Sport, und muss ärztlich behandelt werden. Schmerzen, Rötung, Schwellung und Bewegungsstörungen können auf einen Bänderriss hinweisen.

Behandlung: Zur Unterstützung der fachärztlichen Therapie: Ferrum phosphoricum D12 (Nr. 3) im Wechsel mit Silicea D12 (Nr. 11) und Salbe Nr. 3 als Umschlag (→ Seite 66).

BÄNDERSCHWÄCHE (SYNDESMO-INSUFFIZIENZ)
Bei Verletzungen zum Arzt

Allgemeines und Symptome: Bänder und Sehnen halten im Körper Gelenke, Knochen und Organe zusammen und stellen die Verbindung zu Muskeln her. Auftretende Erkrankungen sind meist unfall- oder belastungsbedingt (→ Sehnen Seite 104). Eine Schwäche des Bandapparates ist keine Krankheit, sondern anlagebedingt und führt häufig zu Problemen wie Umknicken des Fußes mit nachfolgender Zerrung oder einem Bänderriss (→ oben), auch zu Senk-, Knick- und Spreizfüßen.

Aus biochemischer Sicht: Schwäche der Bänder aufgrund eines Mangels an Kalziumsalzen und Silizium.

Behandlung:
- 3 bis 6 Monate lang Calcium fluoratum D12 (Nr. 1) im Wechsel mit Calcium phosphoricum D6 (Nr. 2) und Silicea D12 (Nr. 11), zum Beispiel ein Salz morgens, eines mittags, das dritte abends, je 1 bis 2 Tabletten täglich;
- auch eine Kur mit Calcium phosphoricum D6 (Nr. 2), vor allem bei Kindern und Jugendlichen mit Neigung zum Umknicken.

BECHTEREWSCHE KRANKHEIT (MORBUS BECHTEREW)
Zum Arzt

Allgemeines und Symptome: Es handelt sich um eine chronische entzündlich-degenerative Erkrankung der Wirbelsäule, bei der die großen Gliedmaßengelenke beteiligt sein können. Das Fortschreiten der Krankheit führt zur Verknöcherung von Wirbelgelenken und Bandscheiben. Beginn mit uncharakteristischen Beschwerden wie Bewegungsschmerzen, Kreuzschmerzen und Ischiasbeschwerden. Später kommt es aufgrund der Verknöcherung zum Rundrücken mit Atembeschwerden.

Behandlung: Zur Unterstützung der ärztlichen Therapie: Calcium fluoratum D12 (Nr. 1) und Salbe Nr. 1.

Unterstützende Maßnahmen
Selbst: Schiele-Fußbäder (→ Seite 67); auch Einreibungen mit Johanniskrautöl; Unisol-Bestrahlung (→ Seite 185); Nadelreizmatte (→ Seite 183).
Arzt/Heilpraktiker: Spagyrische Eigenurin- und Eigenbluttherapie (→ Seite 185).

BEUGEKONTRAKTUR DER FINGER (DUPUYTRENSCHE KONTRAKTUR)

Allgemeines und Symptome: Diese Erkrankung, bei der meist infolge einer Gewebeschrumpfung die Sehnen vernarben, miteinander verwachsen und sich verhärten, wurde nach dem französischen Chirurgen Guillaume Dupuytren benannt. Die Finger, auch die Hand können nicht mehr gestreckt werden.

Aus biochemischer Sicht: Überproduktion von Keratin (Hornstoff) bei Mangel an Kalziumfluorid, Elastizitätsverlust von Sehnengewebe aufgrund eines Silizium-Mangels.

Behandlung: Calcium fluoratum D12 (Nr. 1), auch im Wechsel mit Silicea D12 (Nr. 11); über Nacht Salbenumschläge (→ Seite 67, mit Handschuh) mit Salbe Nr. 1. Tabletten und Salbe müssen oft mehrere Monate lang angewendet werden.

Unterstützende Maßnahmen
Selbst: Schiele-Handbäder (→ Seite 67).
Arzt/Heilpraktiker: Einschleusung der Salben in tiefere Hautschichten mit Hilfe der Hochfrequenz-Iontophorese (→ Seite 182); petechiale Saugmassage (→ Seite 184).

FIBROMYALGIE-SYNDROM (FIBROSITIS-SYNDROM), WEICHTEILRHEUMATISMUS (MYOSITIS)

Allgemeines und Symptome: Beim Fibromyalgie-Syndrom handelt es sich um eine Krankheit, die durch chronische Schmerzen der Muskulatur, des Bindegewebes und der Knochen gekennzeichnet ist. Die typischen 18 Schmerzpunkte (Tender Points) befinden sich an Rücken und Extremitäten; es können schmerzhafte Muskelverspannung (Myogelosen), Muskeldehnungsschmerzen, auch Schlafstörungen, Erschöpfung, Müdigkeit und Depressionen auftreten. Betroffen sind zu 90 % Frauen, meist vom 30. Lebensjahr an. Die Ursachen sind nicht vollständig geklärt.

Beim Weichteilrheumatismus, korrekt als Fibromyositis-Syndrom bezeichnet (auch Myositis, Fibrositis oder Bindegewebsentzündung genannt) treten Schmerzen an den Muskeln, den bindegewebsreichen Strukturen (Skelettapparat) und den Nervenscheiden auf. Fibromyositis-Syndrom ist ein Oberbegriff für Sehnenentzündung (Tendinitis), Sehnenscheidenentzündung (Tendovaginitis) und Knochenhautentzündung (Periostitis).

Behandlung: Das jeweils zutreffende Schema zusammen mit den unterstützenden Maßnahmen.

DAS FIBROMYALGIE-SCHEMA

Morgens vor dem Frühstück 2 Tabletten Calcium fluoratum D12 (Nr. 1), nach dem Frühstück Magnesium phosphoricum D6 (Nr. 7) als »Heiße Sieben« (→ Seite 63), vor dem Mittagessen und nachmittags je 2 Tabletten Kalium arsenicosum D6 (Nr. 13), vor dem Abendessen 2 Tabletten Ferrum phosphoricum D12 (Nr. 3), vor dem Schlafengehen 5 Tabletten Calcium phosphoricum D6 (Nr. 2) als »Heiße Sieben« (→ Seite 63).

DAS FIBROMYOSITIS-SCHEMA

Morgens Ferrum phosphoricum D12 (Nr. 3), mittags Kalium sulfuricum D6 (Nr. 6), abends Magnesium phosphoricum D6 (Nr. 7); von jedem Salz 5 Tabletten, auflösen in heißem Wasser, schluckweise trinken.

Unterstützende Maßnahmen

Selbst: Bewegungstraining, Wassergymnastik, Unisol-Bestrahlung (→ Seite 185), Schiele-Bäder (→ Seite 67), vollwertige Ernährung bei Reduktion von tierischen Eiweißen und Fetten; ausreichendes Trinken.
Arzt/Heilpraktiker: Neuraltherapie (→ Seite 183); Schröpfkopftherapie (→ Seite 184), spagyrische Eigenurin- und Eigenbluttherapie (→ Seite 185).

GELENKENTARTUNG (ARTHROSE), GELENKENTZÜNDUNG (ARTHRITIS), GELENKSCHMERZEN (ARTHRALGIE), SCHLEIMBEUTELENTZÜNDUNG (BURSITIS)

Bei Gelenkentzündungen zum Arzt/Heilpraktiker

Allgemeines und Symptome: Die *Arthrose* ist eine degenerative, nichtentzündliche Erkrankung des Gelenks, bei der die Gelenksubstanz entartet und der Knorpel sich zunehmend zurückbildet. Als Ursachen werden extreme Belastungen (so bei Sportlern), mangelnde und falsche Bewegung (durch Schonhaltung), Übergewicht, einseitige Ernährung sowie Folgen von Unfällen und Verletzungen angenommen. Auch aggressive Toxine (beispielsweise durch Darmpilze, Candida-Arten) können die Knorpelsubstanz schädigen, wie Professor Costantini (WHO) herausgefunden hat. Symptome sind Morgensteifigkeit, Schmerzen nach Belastung (Gehen, Bergabgehen, Treppensteigen).

Die *Arthritis* ist eine entzündliche Erkrankung, bei der es infolge abgenutzter Knorpelfläche zu Reizungen im Gelenkbereich kommt. Entzündungen können auch durch Keime ausgelöst werden (etwa bei schweren Infektionen), die sich an den Gelenken festsetzen. Bei der *Polyarthritis* (Entzündungen mehrerer Gelenke, auch der Sehnen und Sehnenscheiden) geht man davon aus, dass sie durch Immunvorgänge ausgelöst wird.

Arthrose und Arthritis können alle Gelenke betreffen, meist sind es jedoch die Kniegelenke (Gonarthrose, Gonarthritis), die Hüftgelenke (Coxarthrose, Coxarthritis) und die Fingergelenke (zum Beispiel die Bouchard-Arthrose). Da bei fast allen Arthrosen in der Nähe von Gelenken auch Entzündungen vorhanden sind, muss bei der biochemischen Behandlung auf die Entzündungsstadien geachtet werden. Dies gilt auch für die Schleimbeutelentzündung (Bursitis praepatellaris), die infektiös bedingt sein oder durch Reizung bei arthrotischen Prozessen im Nachbargebiet entstehen kann. Bei einer Bursitis treten Schwellung, Schmerzen und meist auch Rötung der Haut auf.

Behandlung: Setzt die Behandlung rechtzeitig ein, also nicht erst nach jahrelangem Leiden, sind die Erfolgsaussichten einer ausschließlich biochemischen Behandlung gut.

- Bei Arthritis: Entzündungsschema (→ Seite 50);
- bei Bursitis: Kalium chloratum D6 (Nr. 4) und Salbe Nr. 4; bei chronischer Bursitis: Calcium fluoratum D12 (Nr. 1);
- bei Arthrose: hier sind Salze für den Aufbau des Gelenkknor-

pels (→ Rheuma-Kur Seite 57) ebenso wichtig wie Silizium und Kalziumfluorid für verhärtete Strukturen;
- bewährt hat sich auch die Rheuma-Kur (→ Seite 56);
- bei allen Arthroseprozessen zusätzlich: über mehrere Monate Calcium carbonicum D6 (Nr. 22).

Statt der Rheuma-Kur kommen auch in Frage:
- bei der Hüftgelenksarthrose: Calcium fluoratum D6 (Nr. 1), 6 Wochen lang;
- bei rheumatischen Beschwerden, die bei feuchter Witterung auftreten oder sich verschlimmern: Natrium sulfuricum D6 (Nr. 10);
- bei allen Schmerzen, Taubheits- oder Kältegefühl, Kribbeln, wenn nachts schlimmer: Calcium phosphoricum D6 (Nr. 2);
- bei allen Schmerzen, die plötzlich ins Gelenk schießen, häufig die Stelle wechseln (mal da, mal dort auftreten): Magnesium phosphoricum D6 (Nr. 7);
- bei Schmerzen, die sich bei Wärme und abends verschlimmern, bei Kälte bessern: Kalium sulfuricum D6 (Nr. 6);
- bei allen lähmenden Schmerzen, die vor allem beim Aufstehen nach dem Sitzen auftreten, sich bei leichter Bewegung bessern, bei körperlicher Anstrengung verschlimmern: Kalium phosphoricum D6 (Nr. 5);
- schmerzende Fingergelenke: Calcium phosphoricum D6 (Nr. 2);
- bei Verhärtung von Gelenken: Calcium fluoratum D12 (Nr. 1) und Salbe Nr. 1.
- Bei rheumatischen Gelenkerkrankungen: die Rheuma-Kur (→ Seite 56).

Unterstützende Maßnahmen
Selbst: Peloid-Packungen (→ Seite 183), Unisol-Bestrahlung (→ Seite 185); Schiele-Fußbäder (→ Seite 67) mit Silicea D3 (Nr. 11), ausreichendes Trinken; Verzicht auf Schweinefleisch, Süßigkeiten, Jogging auf Asphalt; Eschenblätter-Tee (Folia fraxini, 1 Teelöffel Blätter auf 1 Tasse heißes Wasser, 5 Minuten ziehen lassen, abseihen, mehrmals täglich).
Arzt/Heilpraktiker: Hochfrequenztherapie (→ Seite 181); Neuraltherapie (→ Seite 183); Saugmassage (→ Seite 184); Gelenkaufbaukuren als Injektionen (→ Seite 182); Orthomolekulare Medizin (→ Seite 183) mit Nährstoffen für den Knorpelaufbau. Unbedingt: Korrektur von Fehlstellungen, so bei Hüftleiden durch verschieden lange Beine (erfahrungsgemäß in 90 % der Fälle korrigierbar).

GICHT (ARTHRITIS URICA) — *Bei Gichtanfällen zum Arzt*

Allgemeines und Symptome: Bei der Stoffwechselerkrankung Gicht kommt es ebenfalls zu Gelenkentzündungen (Rötung, Schwellung, Schmerzen), die durch Ablagerung von Harnsäurekristallen in den Gelenken, oft der Fußzehen, ausgelöst werden. Im Blut ist die Harnsäure bei akuten Beschwerden meist nicht erhöht, da sie sich in Gelenkspalten und im Gewebe abgelagert hat. Die Entstehung einer Gicht hängt mit der Nahrung zusammen (purinreiche Kost: Innereien) und ist anlagebedingt.

Behandlung:
- Natrium phosphoricum D6 (Nr. 9) oder Natrium bicarbonicum D6 (Nr. 23) und Silicea D12 (Nr. 11), in zweistündlichem Wechsel jeweils 2 Tabletten;
- zusätzlich abends Lithium chloratum D6 (Nr. 16), 4 Tabletten als »Heiße Sieben« (→ Seite 63);
- außerdem die Salben Nr. 9 und Nr. 11 im Wechsel auftragen, zum Beispiel morgens und abends;
- beim akuten Gichtanfall bis zum Eintreffen des Arztes: Natrium phosphoricum D6 (Nr. 9) als »Heiße Sieben« (→ Seite 63).

Unterstützende Maßnahmen
Selbst: Spezielle Diät einhalten, vor allem Verzicht auf Innereien. Wenn es vertragen wird: Schiele-Fußbäder (→ Seite 67).

HEXENSCHUSS (LUMBAGO) — *Bei starken und unklaren Schmerzen zum Arzt/Heilpraktiker*

Allgemeines und Symptome: Heftiger, meist stechender Schmerz in der Lendenwirbelsäule (Kreuzschmerz) mit Lähmungsgefühl, Zwangshaltung durch Bewegungsschmerz, auch mit Muskelhartspann; kann chronisch werden.

Behandlung:
- Bei Schmerzen: Magnesium phosphoricum D6 (Nr. 7) als »Heiße Sieben« (→ Seite 63), alternativ alle paar Minuten 1 Tablette; stattdessen auch Calcium carbonicum D6 (Nr. 22);
- bei chronischen Schmerzen nach einem schon länger zurückliegenden Hexenschuss: über den Tag verteilt je 2 bis 4 Tabletten Calcium fluoratum D12 (Nr. 1), Calcium phosphoricum D6 (Nr. 2), Kalium phosphoricum D6 (Nr. 5) und Natrium chloratum D6 (Nr. 8), 2 bis 6 Wochen lang.

Unterstützende Maßnahmen
Selbst: Schiele-Fußbäder (→ Seite 67), ausreichendes Trinken; feuchtheiße Auflagen (→ Seite 67); Einreibungen mit Salbe Nr. 7 oder Johanniskrautöl; Vitamin E–Kapseln; eine harte Matratze ist oft besser als eine weiche. Wenn die akuten Beschwerden abgeklungen sind: Schröpfkopftherapie (→ Seite 184), Unisol-Bestrahlung (→ Seite 185) und Nadelreizmatte (→ Seite 183).
Arzt/Heilpraktiker: Neuraltherapie (→ Seite 183); Enzymtherapie (→ Seite 180); bei Entzündungen: Anthroposkop-Untersuchung (→ Seite 178); sanfte manuelle Wirbelsäulentherapie.

KNOCHENBRUCH (FRAKTUR) — *Zum Arzt*

Allgemeines und Symptome: Knochenbrüche zählen zu den häufigsten Knochenerkrankungen und kommen unfallbedingt oder als Folge anderer Knochenerkrankungen vor wie Osteoporose (Knochenschwund) oder Osteomalazie (Knochenerweichung). Sie müssen in jedem Fall von einem Facharzt behandelt werden.

Behandlung: Bei Knochenbrüchen unterstützen Calcium phosphoricum D6 (Nr. 2) und Salbe Nr. 2 (soweit es der Gips zulässt) das Zusammenwachsen der Bruchenden (Kallusbildung).

Unterstützende Maßnahmen
Arzt/Heilpraktiker: Bioinformative Therapie nach Dr. Ludwig (→ Seite 179).

KNOCHENERWEICHUNG (OSTEOMALAZIE) — *Zum Arzt*

Allgemeines und Symptome: Bei der Knochenerweichung kommt es zu Veränderungen überall am Skelettsystem, da die Mineraleinlagerung infolge eines verringerten Angebots an Kalzium und Phosphat gestört ist oder Mineralstoffe dem Knochen entzogen werden. Auch Vitamin D-Mangel und Stoffwechselerkrankungen wie Nierenschwäche können zur Osteomalazie führen. Symptome sind Knochenverformungen (wie die Wirbelsäulenverkrümmung, die Skoliose), rasche Ermüdung, Knochen- und Muskelschmerzen. Eine Knochenerweichung kann zur Osteoporose (Knochenschwund) führen. Eine den Patienten nicht belastende Diagnosemethode ist mit dem Anthroposkop (Dichtebestimmung der Knochen) möglich (→ Seite 178).

Aus biochemischer Sicht: Störung des Kalzium- und Phosphatstoffwechsels.

Behandlung: Calcium phosphoricum D6 (Nr. 2), Calcium fluoratum D12 (Nr. 1) und Silicea D12 (Nr. 11) tagsüber im Wechsel einnehmen.

Unterstützende Maßnahmen
Selbst: Viel Sonnenlicht, weil die D-Vitamine unter der Haut bei UV-Einfluss entstehen.

ERBLICHE KNOCHEN-ENTWICKLUNGSSTÖRUNG (OSTEOGENESIS IMPERFECTA) *Zum Arzt*

Allgemeines und Symptome: Die Osteogenesis ist ein erblich bedingtes Leiden mit mangelhafter Knochenentwicklung, verbunden mit Knochenbrüchigkeit.

Behandlung: Zur Unterstützung der ärztlichen Therapie: Calcium fluoratum D12 (Nr. 1), Calcium phosphoricum D6 (Nr. 2) und Calcium carbonicum D6 (Nr. 22), von jedem Salz 3 bis 6 Tabletten über den Tag verteilt. Die empfohlenen Kalziumsalze unterstützen nicht nur die Behandlung Erwachsener, sondern fördern auch die Knochenentwicklung bei Kindern in der Wachstumsphase.

KNOCHENHAUTENTZÜNDUNG (PERIOSTITIS) *Zum Arzt*

Allgemeines und Symptome: Die Knochenhautentzündung kann mechanisch (Belastung, Sturz, Verletzung) oder durch Bakterien verursacht sein und – zu spät behandelt – chronisch werden. Sie kommt auch als Begleiterscheinung verschiedener schwerer Infektionskrankheiten vor (Osteomyelitis, Tuberkulose, Syphilis).

Behandlung:
- Zur Unterstützung der ärztlichen Therapie: Silicea D12 (Nr. 11);
- bei akuter Entzündung: Ferrum phosphoricum D12 (Nr. 3).

Unterstützende Maßnahmen
Selbst: Schiele-Fußbäder (→ Seite 67).
Arzt/Heilpraktiker: Bioinformative Therapie nach Dr. Ludwig (→ Seite 179), Hochfrequenztherapie (→ Seite 181); Neuraltherapie (→ Seite 183).

KNOCHENMARKENTZÜNDUNG (OSTEOMYELITIS) *Zum Arzt*

Allgemeines und Symptome: Zur Osteomyelitis kommt es, wenn verletzungsbedingt oder über die Lymphbahnen krank machende Keime ins Knochenmark gelangen. Das Allgemeinbefinden kann stark beeinflusst sein, es treten Schmerzen und Schwellungen im Entzündungsbereich auf.

Behandlung: Zur Unterstützung der ärztlichen Therapie: Calcium fluoratum D12 (Nr. 1).

KNOCHENSCHWUND (OSTEOPOROSE)

Allgemeines und Symptome: Bei der Osteoporose handelt es sich um eine abnorme Verminderung von Knochenmasse, die in der Folge zu Symptomen wie Rückenschmerzen, Rundrücken und Muskelverhärtung führt. Knochen bestehen zu 52% aus anorganischer Masse (Mineralsalze wie Kalziumphosphat, Kalziumcarbonat, Kalziumfluorid, Natriumchlorid und anderen). Das macht deutlich, wie wichtig neben dem viel zitierten Kalzium auch die anderen Mineralstoffe für den Knochen sind.
Der Krankheitsprozess ist schleichend und verläuft anfangs ohne Schmerzen. Der Verlust der Knochenmasse (Schwund des festen Knochengewebes), die Vergrößerung der Markhöhle (die das Knochenmark enthält) betragen pro Jahr 1 bis 2%. Als Auslöser werden diskutiert: Östrogen-Mangel, Vitamin D-Mangel, kalziumarme Ernährung, zu wenig Bewegung, erhöhter Alkoholkonsum und Rauchen. Auch langzeitige Einnahme von Medikamenten (wie Kortison) kann zur Osteoporose führen. Diagnostiziert wird die Osteoporose durch Bestimmung der Knochendichte mit Hilfe der quantitativen Computertomographie (Achtung: hohe Strahlenbelastung) oder der Dualen Photonenabsorption (wesentlich geringere Strahlenbelastung). Eine belastungsfreie Methode zur Erkennung der Knochendichte ist die Anthroposkopie (→ Seite 178), mit der eine effektive Frühdiagnostik betrieben werden kann.

Aus biochemischer Sicht: Mangel an Knochensalzen (Calcium fluoratum, Silicea, Calcium phosphoricum, Magnesium phosphoricum, Calcium carbonicum) und gestörter Einbau von Mineralsalzen in die Knochensubstanz.

Aus naturheilkundlicher Sicht: Durch übermäßigen Eiweißverzehr (Milcheiweiß, Fleisch) entstehen Säuren im Körper, die der

Organismus durch Kalziumsalze abpuffert, damit sie ihn nicht belasten. Dadurch verliert der Knochen wesentliche Salze.

Behandlung:
- Härtet die Knochenstruktur: Calcium fluoratum D12 (Nr. 1);
- zur Verbesserung der Einlagerung von Kalziumsalzen: Calcium carbonicum D6 (Nr. 22) oder Calcium phosphoricum D6 (Nr. 2), Silicea D12 (Nr. 11) und Magnesium phosphoricum D6 (Nr. 7).
- Generell bewährt hat sich das Osteoporose-Schema.

OSTEOPOROSE-SCHEMA
Morgens vor dem Frühstück: Calcium fluoratum D12 (Nr. 1);
vormittags: Manganum sulfuricum D6 (Nr. 17);
nach dem Mittagessen: Calcium phosphoricum D3 (Nr. 2);
vor dem Abendessen: Natrium chloratum D6 (Nr. 8);
vor dem Schlafengehen: Silicea D12 (Nr. 11),
von jedem Salz 2 Tabletten.

MUSKELKATER, MUSKELSCHMERZEN (MYALGIE), MUSKELHARTSPANN (MYOGELOSEN)

Allgemeines und Symptome: Vorübergehende Muskelermüdung nach Anstrengung mit Anreicherung von Stoffwechselschlacken und winzigen Verletzungen der Muskelfasern führt zu Muskelschmerzen, dem Muskelkater. Bei einseitiger Haltung (zum Beispiel längerem Sitzen am Computer), wenig Bewegung, Kälte durch Zugluft und Nässe kann es zu Durchblutungsstörungen im Muskel kommen, weil Stoffwechselschlacken sich als Verhärtung im Muskel ablagern, meist im Schulter-Nacken-Bereich.

Aus biochemischer Sicht: Bei Muskelkater besteht Mangel an Eisenphosphat und Natriumphosphat.

Behandlung:
- Bei Muskelkater: Ferrum phosphoricum D12 (Nr. 3) und Natrium phosphoricum D6 (Nr. 9) im Wechsel, auch vorbeugend;
- bei starken Schmerzen zusätzlich: Magnesium phosphoricum D6 (Nr. 7) als »Heiße Sieben« (→ Seite 63);
- bei schmerzlosen Myogelosen mit fühlbarer bis taubeneigroßer Verhärtung: Salbe Nr. 1;
- bei schmerzhaften Myogelosen: Magnesium phosphoricum D6 (Nr. 7) und Salbe Nr. 7;
- bei verspanntem Nacken: Kalium jodatum D6 (Nr. 15);

Körperliche Beschwerden von A – Z

- bei Schmerzen der Muskulatur nach Durchnässung: Natrium sulfuricum D6 (Nr. 10) und Salbe Nr. 10.

Unterstützende Behandlung

Selbst: Heiße Duschen, Einreibungen mit Massageöl (Johanniskrautöl, Arnikaöl), ausreichendes Trinken, um die Ausscheidung anzuregen; Unisol-Bestrahlung (→ Seite 185); feuchtheiße Salbenumschläge (→ Seite 67); Sport, Gymnastik, Schwimmen (Thermalbad), Nadelreizmatte (→ Seite 183).

Arzt/Heilpraktiker: Leichte Schröpfkopftherapie (→ Seite 184) zur Anregung der Muskeldurchblutung und Entspannung des Muskels.

MUSKELSCHWÄCHE (MYASTHENIE)

Allgemeines und Symptome: Muskelschwäche kann sowohl die Skelettmuskulatur als auch die organischen Muskeln betreffen. Bei den Skelettmuskeln äußert sie sich in Kraftlosigkeit und kann zum Beispiel nach langer Bettlägerigkeit oder bei fehlender Bewegung eines Gipsverbandes wegen auftreten. Organische Muskelschwäche, so von Blasen- oder Afterschließmuskel, äußert sich in Funktionsstörungen wie unkontrolliertem Harnlassen schon bei herzhaftem Lachen oder häufigem Harndrang.

Behandlung: In der Biochemie wird grundsätzlich nicht unterschieden zwischen einer Schwäche der Skelettmuskulatur und der Muskulatur von Organen.

- Bei allgemeiner Muskelschwäche: Kalium phosporicum D6 (Nr. 5), auch im Wechsel mit Ferrum phosphoricum D12 (Nr. 3);
- bei schmerzhafter Muskelschwäche: Magnesium phosphoricum D6 (Nr. 7).

MUSKELZUCKUNGEN (TREMOR, MYOKLONIE)
Zum Arzt/Heilpraktiker

Allgemeines und Symptome: Muskelzuckungen und Muskelzittern können Begleitsymptome schwerer Krankheiten, zum Beispiel der Schüttellähmung (Morbus Parkinson), und von Infektionskrankheiten sein, sie können aber auch ab und zu als harmlose Zuckungen unvermittelt auftreten.

Behandlung: Magnesium phosphoricum D6 (Nr. 7);
- bei nervösen Zuckungen, auch nachts: Zincum chloratum D6 (Nr. 21).

Sehnenentzündung (Tendinitis), Sehnenscheidenentzündung (Tendosynovitis, Tendovaginitis), Tennisellenbogen (Epicondylopathie)

Allgemeines und Symptome: Sowohl die akute als auch die chronische Sehnenscheidenentzündung tritt meist nach Belastung auf. Die Tendinitis ist eine Entzündung des Sehnengewebes, sie kann zur Sehnenscheidenentzündung führen, auch entartende Veränderungen der Sehnenfasern sowie Kalkeinlagerungen können auftreten. Beim Tennisellenbogen handelt es sich um einen meist entzündlichen Prozess an dem Knochenvorsprung für die Muskelansätze. Am Unterarm und in Richtung Hand treten Schmerzen auf, vor allem bei Belastung (Handbeugung).

Aus biochemischer Sicht: Schwäche des Sehnen- und Muskelansatzgewebes aufgrund fehlender Mineralstoffe wie Kalziumfluorid und Silizium. In der Folge kann sich daraus eine Entzündung entwickeln.

Behandlung:
- Bei verletzungsbedingten Erkrankungen: Entzündungsschema (→ Seite 50);
- zusätzlich über Nacht Salbenumschläge (→ Seite 67): 1 Woche lang Salbe Nr. 3, 4 Wochen lang Salbe Nr. 4, 4 Wochen lang Salbe Nr. 11;
- bei chronischen Prozessen auch: das Sehnenentzündungs-Schema und Salbe Nr. 11.

Das Sehnenentzündungs-Schema
Morgens Calcium sulfuricum D12 (Nr. 12); mittags Kalium sulfuricum D6 (Nr. 6); abends Magnesium phosphoricum D6 (Nr. 7); von jedem Salz täglich 5 Tabletten, in heißem Wasser auflösen, schluckweise trinken.

Unterstützende Maßnahmen
Selbst: Schiele-Handbäder (→ Seite 67); Unisol-Bestrahlung (→ Seite 185); Zinnkraut-Tee (1 gehäufter Teelöffel auf 1 Tasse, 8 bis 10 Minuten aufkochen, 2 bis 3 Tassen täglich, mindestens 3, höchstens 4 Wochen lang); belastende Bewegungen für die Dauer der Behandlung einschränken (so das Tennisspielen).
Arzt/Heilpraktiker: Hochfrequenzbestrahlung (→ Seite 181); Bioinformative Therapie nach Dr. Ludwig (→ Seite 179).

SUDECK-SYNDROM (SUDECK-DYSTROPHIE)

Allgemeines und Symptome: Die Erkrankung, benannt nach dem Hamburger Chirurgen Paul Sudeck, zeigt sich in Weichteil- und Knochenveränderungen von Gliedmaßenabschnitten, die auftreten als Verletzungsfolge, meist nach Knochenbrüchen. Die Symptome: Gelenkschwellung, Bewegungsschmerz, Fieber, Schwitzen, Haut- und Muskelschwund, Durchblutungsstörungen und Knochenschmerzen.

Behandlung:
- 6 bis 8 Wochen lang: Silicea D6 (Nr. 11) und Calcium fluoratum D12 (Nr. 1), jeweils 6 Tabletten über den Tag verteilt.
- Zusätzlich die Salben Nr. 1 und Nr. 11 im Wechsel, zum Beispiel morgens und abends;
- bei starken Schmerzen zusätzlich: Salbenumschläge (→ Seite 67) mit Salbe Nr. 7.

Unterstützende Maßnahmen
Selbst: Schiele-Fußbäder (→ Seite 67).
Arzt/Heilpraktiker: Hochfrequenztherapie (→ Seite 181), Neuraltherapie (→ Seite 183), spagyrische Eigenurin- und Eigenbluttherapie (→ Seite 185).

ÜBERBEIN (GANGLION)

Allgemeines und Symptome: Das Überbein ist eine gutartige Geschwulst, die sich an Gelenken und oberflächlichen Sehnen, zum Beispiel des Hand- und Fußrückens, bilden kann. Es handelt sich um eine Bindegewebskapsel mit gallertartigem Inhalt, die leichte Druckschmerzen verursachen kann.

Behandlung:
- Calcium fluoratum D12 (Nr. 1);
- zusätzlich: Salbe Nr. 1 und Salbe Nr. 11 im Wechsel;
- täglich: leichte Massage der verdickten Stelle.

WIRBELSÄULENERKRANKUNGEN (SKOLIOSE, SPONDYLOLISTHESIS, SPONDYLARTHRITIS UND SPONDYLARTHROSE)

Allgemeines und Symptome: Wirbelsäulenerkrankungen können auftreten nach Belastung, Unfällen, bei rheumatischen und infektiösen Prozessen, Stoffwechselstörungen oder bei anlagebedingtter Schwäche des Stütz- und Halteapparates (Wirbelgleiten: Abgleiten der Wirbelkörper nach vorne; Wirbelsäulenverkrümmung: Skoliose). Abgesehen von den Fehlstellungen der Wirbel sind die Erkrankungen anlagebedingt (Wirbelgleiten: Spondylolisthesis), entzündlich (Spondylarthritis) oder degenerativ (Spondylarthrose).

Behandlung: Zu den einzelnen entzündlichen oder degenerativen Erkrankungen: → Arthritis Seite 96, Arthrose Seite 96, Ischias Seite 146, Lumbago Seite 98, Osteomalazie Seite 101 und Osteoporose Seite 102.

- Bei Wirbelgleiten: Silicea D6 (Nr. 11) im Wechsel mit Calcium fluoratum D12 (Nr. 1), beide über 4 bis 6 Monate; bis die Beschwerden sich gebessert haben (Regeldosierung → Seite 62);
- allgemein bei Wirbelsäulenerkrankungen: Calcium phosphoricum D6 (Nr. 2), Calcium fluoratum D12 (Nr. 12), Calcium carbonicum D6 (Nr. 22) und Silicea D12 (Nr. 11), von jedem Salz 2 bis 4 Tabletten täglich; auch die Salben können angewendet werden;
- bei Schmerzen zusätzlich: Magnesium phosphoricum D6 (Nr. 7) als »Heiße Sieben« (→ Seite 63), auch bei verspannter und schmerzhafter Muskulatur im Bereich der Wirbelsäule;
- alternativ bei Rücken- und Kreuzschwäche: Natrium chloratum D6 (Nr. 8) im Wechsel mit Calcium carbonicum D6 (Nr. 22).

Unterstützende Maßnahmen
Selbst: Schiele-Fußbäder (→ Seite 67), Unisol-Bestrahlung (→ Seite 185), Nadelreizmatte (→ Seite 183).
Arzt/Heilpraktiker: Bioinformative Therapie nach Dr. Ludwig (→ Seite 179), Schröpfkopftherapie (→ Seite 184), manuelle Wirbelsäulentherapie (→ Seite 185), Neuraltherapie (→ Seite 183), Injektionstherapien (→ Seite 182) bei degenerativen Krankheiten.

Hals, Nase, Ohren

Geruchsstörungen (Anosmie)

Allgemeines und Symptome: Die Geruchswahrnehmung ist bei der Anosmie entweder gar nicht oder nur für bestimmte Stoffe vorhanden. Der Defekt kann angeboren sein, nach schweren Erkrankungen auftreten oder verletzungsbedingt sein.

Behandlung: Bei allen Formen von Geruchsstörungen ist die Behandlung mit Natrium chloratum D12 (Nr. 8) einen Versuch wert. Ist die Nase sehr trocken, kann mit Silicea D12 (Nr. 11) kombiniert werden; tritt die Störung nach Medikamenteneinnahme, einer Impfung oder einem Infekt auf, kommt Kalium chloratum D6 (Nr. 4) in Frage.

Unterstützende Maßnahmen

Arzt/Heilpraktiker: Herstellung und Anwendung eines individuell passenden homöopathischen Mittels, wenn die Störung nach Einnahme bestimmter Medikamente aufgetreten ist.

HEUSCHNUPFEN (POLLINOSIS), ALLERGISCHE NASENSCHLEIMHAUTENTZÜNDUNG (RHINITIS ALLERGICA)

→ Allergien Seite 77.

HÖRSTURZ

Allgemeines und Symptome: Beim Hörsturz handelt es sich um eine spontan auftretende Schwerhörigkeit (Innenohr), zum Beispiel nach großem Stress oder Durchblutungsstörungen des Ohres.

Behandlung: Zur Unterstützung der ärztlichen Therapie: Kalium chloratum D3 (Nr. 4), am ersten Tag halb- bis einstündlich, danach 14 Tage lang 3 bis 6 Tabletten pro Tag.

KEHLKOPF- UND STIMMBÄNDERENTZÜNDUNG (LARYNGITIS, CHORDITIS), STIMMBANDKNÖTCHEN (CHORDITIS NODOSA)

Allgemeines und Symptome: Entzündungen von Kehlkopfschleimhaut und Stimmbändern sind meist Ausdruck einer Infektion mit Bakterien oder Viren als Begleiterscheinung von Nasen-, Rachen- oder Bronchialerkrankungen. Beide Erkrankungen können auch nach starker stimmlicher Belastung auftreten. Wird die Erkrankung chronisch, können sich kleine Knötchen (»Sängerknötchen«) auf den Stimmbändern bilden. Bei Entzündungen von Kehlkopf und Stimmbändern treten Heiserkeit, Schmerz und Druckgefühl auf, oft versagt auch die Stimme.

Behandlung:
- Bei Entzündung mit Heiserkeit: Kalium bromatum D6 (Nr. 14);
- Entzündung mit gelbem Schleim: Kalium sulfuricum D6 (Nr. 6);
- bei chronischer Kehlkopfentzündung: Calcium fluoratum D12 (Nr. 1), alternativ Manganum sulfuricum D6 (Nr. 17);
- bei Stimmbandknötchen: Calcium fluoratum D12 (Nr. 1).

LUFTRÖHRENENTZÜNDUNG (TRACHEITIS)

Allgemeines und Symptome: Die Luftröhrenentzündung kann als Folge eines Katarrhs im Hals-, Nasen- oder Rachenbereich auftreten oder durch mechanische oder chemische Reizung (Staub, Dämpfe) verursacht sein. Sie äußert sich durch Schmerzen hinter dem Brustbein.

Behandlung:
- Entzündungsschema (→ Seite 50);
- allgemein bei Luftröhrenentzündung zusätzlich: Manganum sulfuricum D6 (Nr. 17).

MANDEL- UND RACHENENTZÜNDUNG, HEISERKEIT (TONSILLITIS, PHARYNGITIS, DYSPHONIE)
Bei schwerer Mandelentzündung zum Arzt

Allgemeines und Symptome: Bei *Mandelentzündungen* sind meist die sichtbaren Gaumenmandeln im Schlund betroffen. Auch Zungen- und Rachenmandeln können sich entzünden, was vom HNO-Arzt diagnostiziert und behandelt werden muss (die meist verordnete Antibiotika-Therapie mit Schüßler-Salzen unterstützen). Es treten Schmerzen im Bereich des Kieferwinkels auf sowie Schwellung und Rötung der Gaumenmandeln. Nach ihrer operativen Entfernung kann sich eine *Seitenstrangangina* (Pharyngitis lateralis) entwickeln (Entzündung der Narben). Bei schwerer Mandelentzündung mit Zuschwellen des Halses unbedingt zum Arzt. Die *Rachenentzündung* zeigt sich durch Halsschmerzen, Schluckbeschwerden, Rötung der Schleimhaut und Lymphknotenschwellungen. Heiserkeit kann plötzlich auftreten, die Schleimhaut ist leicht geschwollen, gerötet, auch Hustenreiz kann sich entwickeln. Bei mehr als drei bis vier Wochen anhaltender Heiserkeit unbedingt zum HNO-Arzt! Heiserkeit kommt häufig vor im Zusammenhang mit anderen Beschwerden wie Nebenhöhlenerkrankungen, Schnupfen, Infektionskrankheiten, bei Pseudokrupp oder Bronchialerkrankungen. Entzündungsursache sind meist Bakterien, aber auch Viren. Ist eine Rachenentzündung chronisch (oft bei Einatmen von Gasen, giftigen Dämpfen, beim Rauchen, durch Staub und Hitze), bestehen geringe Beschwerden wie Räusperzwang und Schleim im Rachen bei geringer Rötung der Schleimhaut.

Behandlung:
- Entzündungsschema (→ Seite 50).

Körperliche Beschwerden von A – Z

- Bei weißgrauen Belägen auf Mandeln und Rachen: Kalium chloratum D6 (Nr. 4); wenn im Laufe eines Tages keine Besserung eintritt: Natrium phosphoricum D6 (Nr. 9), viertelstündlich 1 Tablette;
- bei chronischer Mandelentzündung, immer wiederkehrender Entzündung und stagnierendem Heilprozess: Silicea D6, 6 Wochen lang, danach Silicea D12 (Nr. 11), 6 Wochen lang;
- für Mandelentzündung anfällige Kinder: Calcium phosphoricum D6 (Nr. 2), 1 Tablette täglich, 4 bis 8 Wochen lang.

Unterstützende Maßnahmen

Selbst: Schiele-Fußbäder (→ Seite 67); Gurgeln mit Salbeitee (1 Teelöffel Blätter mit 1 Tasse heißem Wasser übergießen, 10 Minuten ziehen lassen, 1- bis 3-mal täglich); viel trinken; Emser Pastillen; keine scharfen Gewürze/Reize.

Arzt/Heilpraktiker: Hochfrequenzbestrahlung (→ Seite 181).

MITTELOHRENTZÜNDUNG (OTITIS MEDIA), OHRENSCHMERZEN (OTALGIEN), ENTZÜNDUNG DER EUSTACHIO-RÖHRE (TUBENKATARRH)

Zum Arzt bei Schmerzen und Fieber

Allgemeines und Symptome: Entzündungen des Mittelohres kommen häufig vor bei Kindern, die des äußeren Ohres eher bei Erwachsenen. Sie können sich nach Verletzungen entwickeln oder infektiös bedingt sein. Entzündungen der Eustachio-Röhre (Ohrtrompete, Verbindung zwischen Mittelohr und Nasenrachen) können begleitend zu anderen Ohrerkrankungen auftreten oder als Folge von Druckausgleich-Belastung (wie beim Tauchen).

Behandlung:
- Entzündungsschema (→ Seite 50).
- Bei Schmerz und Rötung des Ohres, meist langsamer Krankheitsbeginn: Ferrum phosphoricum D12 (Nr. 3), viertelstündlich 1 Tablette;
- bei entzündlich geschwollenem Gehörgang: Silicea D12 (Nr. 11), viertelstündlich 1 Tablette;
- bei Tubenkatarrh: Kalium chloratum D6 (Nr. 4);
- bei chronischer Mittelohrentzündung, oft Absonderung einer gelblichen Flüssigkeit aus dem Ohr: Kalium sulfuricum D6 (Nr. 6), auch im Wechsel mit Kalium chloratum D6 (Nr. 4);
- wenn die Heilung dennoch stagniert: Silicea D12 (Nr. 11);

- unklare Ohrenschmerzen, reißend und stechend, auch Brennen und Jucken im Ohr: Manganum sulfuricum D6 (Nr. 17);
- bei Entzündung mit Druckgefühl im Innenohr: Kalium chloratum D6 (Nr. 4) im Wechsel mit Natrium phosphoricum D6 (Nr. 9), viertel- bis halbstündlich je 1 Tablette;
- bei allen entzündlichen Erkrankungen von Ohren, Hals, Nase, Rachen zur Anregung des Lymphflusses, zur Ausscheidung von Toxinen und zur Herzstärkung: das Entlastungs-Schema.

ENTLASTUNGS-SCHEMA
Je einmal täglich 5 Tabletten Natrium sulfuricum (Nr. 10) und Kalium phosphoricum (Nr. 5), als »Heiße Sieben« (→ Seite 63).

Unterstützende Maßnahmen
Selbst: »Zwiebelsäckchen« (einige Zwiebelscheiben andünsten, so warm wie verträglich in ein Tuch einhüllen und aufs betroffene Ohr legen, abnehmen, wenn es lauwarm ist), auch mehrmals täglich; Schiele-Fußbäder (→ Seite 67).

NASENBLUTEN (EPISTAXIS)
Bei starkem und häufigem Nasenbluten zum Arzt

Allgemeines und Symptome: Nasenbluten tritt häufig bei Kindern ohne Ursache auf; mögliche lokale Ursachen: Gefäßverletzungen, Aufplatzen der trockenen Nasenschleimhaut, chemische Stoffe (Dämpfe), Fremdkörper oder Verletzungen durch Unfälle.

Behandlung:
- Sofort: Ferrum phosphoricum D12 (Nr. 3) in häufigen Gaben;
- bei Neigung zum Nasenbluten: Calcium phosphoricum D6 (Nr. 2), 4 bis 6 Wochen lang;
- bei trockener Nasenschleimhaut: Natrium chloratum D12 (Nr. 8) und die Salbe Nr. 8, mit einem Wattestäbchen sanft in die Nasengänge einstreichen.

NASENNEBENHÖHLENENTZÜNDUNG (SINUSITIS)

Allgemeines und Symptome: Zu den Nasennebenhöhlen zählen Stirnbeinhöhle, Keilbeinhöhle, Siebbeinhöhlen und Kieferhöhlen. Sie alle können sich, zum Beispiel im Zusammenhang mit Infekten, entzünden oder sich bei chronischem Schnupfen entzündlich verän-

Körperliche Beschwerden von A – Z

dern. Bei Kindern sind meist die Siebbeinhöhlen, bei Erwachsenen oft mehrere Nebenhöhlen betroffen. Zu den Symptomen zählen Kopfschmerzen, Druckschmerz, chronischer Schnupfen, Abgeschlagenheit und Behinderung der Nasenatmung. Mit dem Anthroposkop (→ Seite 178) können die entzündete Nebenhöhle und der Grad der Entzündung ohne Röntgenaufnahmen exakt bestimmt werden.

Behandlung:
- Bei akuter Sinusitis: Entzündungsschema (→ Seite 50);
- bei chronischer Entzündung: Kalium sulfuricum D6 (Nr. 6);
- immer wiederkehrende Entzündungen: Silicea D12 (Nr. 11).
- Bei hartnäckiger Sinusitis: morgens Ferrum phosphoricum D12 (Nr. 3), vormittags Kalium chloratum D6 (Nr. 4), nachmittags Kalium sulfuricum D6 (Nr. 6), abends Natrium chloratum D6 (Nr. 8), von jedem Salz 2 bis 4 Tabletten, 4 Wochen lang.

Unterstützende Maßnahmen
Selbst: Schiele-Fußbäder (→ Seite 67); Sole-Inhalationen (→ Seite 67), Unisol-Bestrahlung (→ Seite 67).
Arzt/Heilpraktiker: Neuraltherapie (→ Seite 183), Hochfrequenztherapie (→ Seite 181).

NASENPOLYPEN (POLYPEN)

Allgemeines und Symptome: Polypen sind Schleimhautvorwölbungen und -wucherungen, die sich bei Anfälligkeit oder chronischem Schnupfen bilden und die Nasenatmung behindern. Bei großen Nasenpolypen – sie verlegen die Atemwege und lassen im Extremfall kaum noch Nasenatmung zu – wird man um ihre operative Entfernung nicht herumkommen.

Behandlung: Kalium chloratum D6 (Nr. 4); alternativ Calcium carbonicum D6 (Nr. 22), mehrere Wochen bis Monate lang.

SCHNUPFEN (RHINITIS)

Allgemeines und Symptome: Ein Schnupfen mit fließendem Nasensekret kann durch mechanische Reize (Staub, Allergene, also körperfremde Substanzen aus Umwelt oder Nahrung), durch thermische Reize (Wärme, Kälte), chemische Reize (Dämpfe, Gase) oder durch Infektion mit Bakterien oder Viren ausgelöst werden. Häufig auftretender Schnupfen kann auf eine Abwehrschwäche hinweisen (→ Immunsystem Seite 129).

Behandlung:
- Sofort bei den ersten Symptomen: Natrium chloratum D6 (Nr. 8), alle paar Minuten 1 Tablette bis zur Besserung;
- bei gelblichem Nasensekret: Kalium sulfuricum D6 (Nr. 6);
- bei weißlichem Nasensekret: Kalium chloratum D6 (Nr. 4);
- bei Stockschnupfen: Entzündungsschema (→ Seite 50);
- bei ständigem Nasensekretfluss mit gelblichem Sekret: Calcium sulfuricum D6 (Nr. 12);
- bei allergischem Schnupfen: → Allergien Seite 77;
- bei Veranlagung zu häufigem Schnupfen: Calcium carbonicum D6 (Nr. 22) oder Calcium phosphoricum D6 (Nr. 2), mehrere Wochen lang;
- bei trockener Nasenschleimhaut: Natrium chloratum D6 (Nr. 8) im Wechsel mit Silicea D12 (Nr.11);
- bei Schnupfen mit brennendem Sekret: Kalium jodatum D6 (Nr. 15), alternativ Natrium chloratum D6 (Nr. 8);
- bei allen Schnupfenformen zusätzlich: die zum Salz passende Salbe als Nasensalbe – wichtig ist vorsichtiges Bestreichen der Nasenschleimhaut mit einem Wattestäbchen (bei Säuglingen nicht anwenden);
- bei wunder Nasenschleimhaut mit Borken: Salbe Nr. 4, innerlich Kalium chloratum D6 (Nr. 4).

VERKALKUNG DES INNENOHRES (OTOSKLEROSE)

Allgemeines und Symptome: Die Otosklerose ist eine krankhafte Veränderung mit Verhärtung (laienhaft als »Verkalkung« bezeichnet) der knöchernen Anteile des Innen- und Mittelohres mit daraus resultierender Schwerhörigkeit. Die Ursache ist unbekannt.

Aus biochemischer Sicht: Verhärtete Strukturen aufgrund eines Mangels an Kalziumfluorid.

Behandlung: Calcium fluoratum D6 (Nr. 1) und Salbe Nr. 1.

HAUT, HAARE UND NÄGEL
AFTEREINRISSE (ANALFISSUREN) *Zum Facharzt*

Allgemeines und Symptome: Es handelt sich um eine schmerzhafte und geschwürige, mit Einriss zwischen Haut und Schleimhaut umgebene Veränderung am After, die bis zum Schließmuskel reichen kann. Ausgelöst auch durch Pilzinfektionen.

Aus biochemischer Sicht: Schwäche des Haut- und Bindegewebes, Störung der Hautfeuchtigkeit.
Behandlung: Zur Unterstützung der ärztlichen Therapie: Natrium chloratum D6 (Nr. 8) im Wechsel mit Calcium fluoratum D12 (Nr. 1) und Salbe Nr. 1.

ATHEROM (ATHEROMA, ATHEROMA SPURIUM)
Zum Arzt bei unklaren Hautveränderungen

Allgemeines und Symptome: Das »echte« Atherom ist eine erblich bedingte Zyste der Unterhaut, sie ist kugelig, prall, gelblich und entwickelt sich vor allem im Kopfhaut- und im männlichen Genitalbereich.
Das »falsche« Atherom (Atheroma spurium) ist eine Talgzyste und tritt meist im Gesicht, auf Brustkorb und Rücken auf, es kann sich auch bakteriell infizieren.
Behandlung: Bei harmlosen Atheromen (echten und falschen): Calcium fluoratum D12 (Nr. 1) und Salbe Nr. 1 können oft zu Verkleinerungen und schließlich zum Verschwinden führen.

BLUTGEFÄSSGESCHWULST (HÄMANGIOM)
Zum Arzt bei unklaren Hautveränderungen

Allgemeines und Symptome: Das Hämangiom ist eine gutartige Geschwulst der kleinen Haargefäße, die sich wuchernd verändern. Es findet sich in Haut, Unterhaut und Schleimhaut, ist oft angeboren und verursacht selten Symptome. Manchmal bildet es sich spontan zurück.
Behandlung: Ferrum phosphoricum D12 (Nr. 3), 3 Monate lang täglich 1 Tablette; dann Calcium fluoratum D6 (Nr. 1), 4 bis 8 Wochen lang täglich 1 Tablette; äußerlich Salbe Nr. 1, zweimal täglich auftragen.

FETTGEWEBEGESCHWULST (LIPOM) *Zum Hautarzt*

Allgemeines und Symptome: Es handelt sich um eine gutartige, langsam wachsende Geschwulst aus Fettgewebszellen, die angeboren sein kann oder im Laufe des Lebens erworben. Lipome sind harmlos und verursachen meist keine Symptome, sollten aber vom Hautarzt untersucht werden.

Behandlung: Zur Unterstützung der ärztlichen Therapie: Silicea (Nr. 11), wechselweise (zum Beispiel je 4 Wochen lang) D6 und D12, auch Einreibung mit Salbe Nr. 11.

HAARAUSFALL (ALOPEZIE)

Allgemeines und Symptome: Haarausfall kann erblich bedingt, von einem Mangel an Vitamin H (Biotin) verursacht sein oder nach Einnahme von Medikamenten (zum Beispiel Impfserum, Narkosepräparat) auftreten. Als Ursache kommen auch Durchblutungsstörungen der Kopfhaut in Frage, außerdem Ernährungsstörungen der Haarwurzel, erbliche Veranlagung, Belastung mit Giftstoffen (Umweltgifte, Schwermetalle). Haarausfall und Haarwachstumsstörungen treten auch häufig bei Darmpilzerkrankungen auf; Pilze »fressen« das mit der Nahrung aufgenommene Vitamin H und erschweren die Aufnahme von Mineralstoffen (zum Beispiel Eisen) im Körper. Auch Zinkmangel kann Ursache für Haarausfall sein.

Aus biochemischer Sicht: Störung des Mineralstoff-Haushalts, meist betrifft dies Silizium. Mangel an Kalium phosphoricum bei kreisrundem Haarausfall.

Behandlung: Das biochemische Haar-Schema als »Heiße Sieben« (→ Seite 63).

BIOCHEMISCHES HAAR-SCHEMA

Morgens, vor dem Frühstück: 2 Tabletten Zincum chloratum D6 (Nr. 21); vormittags: 3 bis 5 Tabletten Silicea D3 (Nr. 11); nachmittags: 3 bis 5 Tabletten Ferrum phosphoricum D12 (Nr. 3). Die Wirkung intensiviert sich, wenn bei den Salzen Nr. 3 und Nr. 11 häufiger die Potenz gewechselt wird, zum Beispiel 2 Wochen lang D6, dann D3, dann D12.

- Bei diffusem Haarausfall und brüchigen Haaren: Silicea D3 (Nr. 11), mehrere Wochen lang bis zur Besserung;
- bei kreisrundem Haarausfall: Kalium phosphoricum D6 (Nr. 5);
- bei Ausfallen und Dünnerwerden der Haare: Zincum chloratum D6 (Nr. 21);
- bei Haarausfall nach Impfung oder Medikamenten-Einnahme: Kalium chloratum D6 (Nr. 4).
- Generell bei Haarausfall das biochemische Haar-Schema.

Unterstützende Maßnahmen
Selbst: Falls Verdauungsbeschwerden vorliegen, auf jeden Fall den Stuhl auf Pilze untersuchen lassen.
Arzt/Heilpraktiker: Hochfrequenzbestrahlung (→ Seite 181) der Kopfhaut; Nosodenpräparate (werden aus den auslösenden Medikamenten, zum Beispiel dem Narkosepräparat, nach Anweisung des Verordners hergestellt); eine Haarmineralanalyse (→ Seite 180) kann wichtige Aufschlüsse über den Mineralstoff-Haushalt liefern; Eigenbluttherapie mit spagyrischen Mitteln, auch Injektionen damit (→ Seite 185); Neuraltherapie (→ Seite 183).

Hautausschläge
(Exantheme, Erytheme, Ödeme, Ekzem)

Allgemeines und Symptome: Medizinisch werden Hautausschläge nach Aussehen, Verlauf und Ursache unterschieden; Hautsymptome werden zum Beispiel in Bläschen, Papeln, Pusteln, Flecken, Knötchen und Quaddeln eingeteilt. Inzwischen existiert eine Vielzahl von diagnostischen Namensgebungen bei Hautausschlägen, eine Diagnose bedeutet aber leider noch nicht, dass man auch die Ursachen kennt.

Aus biochemischer Sicht: Dr. Paul Feichtinger, einer der wenigen Anfang des 20. Jahrhunderts rein biochemisch arbeitenden Ärzte (nicht zu verwechseln mit einem Namensvetter, der heute über Biochemie publiziert), hat herausgefunden, dass viele Hauterkrankungen mit einer Störung des Harnsäurestoffwechsels einhergehen. Die Wirkung der von ihm empfohlenen harnsäurefreien Ernährung bestätigt seine These. Es ist bei Hauterkrankungen sinnvoll, den Verzehr von Fleisch und anderem tierischen Eiweiß stark einzuschränken, insbesondere keine inneren Organe (Nieren, Leber, Gehirn) zu sich zu nehmen. Auch ein Verzicht auf Kaffee, Schwarztee, Schokolade und Hülsenfrüchte sowie Alkohol (nur in Maßen) zahlt sich aus. Über die Blutkristallisation lässt sich eine individuell passende Ausschlussdiät für den Patienten erstellen (→ Spagyrik Seite 185).

Behandlung:
- Bei Hautausschlägen: bitte vergleichen mit Neurodermitis Seite 122, Milchschorf Seite 133, Akne Seite 123;
- generell bei Haut mit schlechter Heiltendenz, zum Beispiel nach Entzündungen und Verletzungen: Silicea D3 (Nr. 11) im Wechsel mit Zincum chloratum D6 (Nr. 21).

- Bei roten Flecken auf der Haut (Erythem): Ferrum phosphoricum D12 (Nr. 3), stündlich 1 Tablette;
- bei Nesselsucht (Urticaria) mit starkem Juckreiz, oft allergisch bedingt (Allergen meiden): Kalium phosphoricum D6 (Nr. 5), auch die Kalziumsalze Nr. 1 und Nr. 2 kommen in Frage; alternativ zu diesen Salzen liegen bei Nesselsucht auch gute Erfahrungen vor mit: Kalium bromatum D6 (Nr. 14), Calcium sulfuratum D6 (Nr. 18) und Manganum sulfuricum D6 (Nr. 17);
- bei Hautödemen (→ Lidödem, Quincke-Ödem Seite 81), quaddelartigen Schwellungen, bis handgroß, oft allergischer Ursache: Natrium phosphoricum D6 (Nr. 9), Kalium phosphoricum D6 (Nr. 5) und Calcium carbonicum D6 (Nr. 22), je 2- bis 3-mal 2 Tabletten über den Tag verteilt;
- bei schuppender Haut, unter den Schuppen ist sie schmierig und klebrig: Kalium sulfuricum D6 (Nr. 6);
- bei Hautschüppchen, die nach dem Platzen von Bläschen auftreten, wenn der Belag über den Schuppen mehlartig ist: Kalium chloratum D6 (Nr. 4); wenn die Schüppchen weiß sind: Natrium chloratum D6 (Nr. 8);
- bei weißlich gelben Krusten: Calcium phosphoricum D6 (Nr. 2);
- bei aufgeplatzten Bläschen mit Eiterkrusten: Kalium phosphoricum D6 (Nr. 5) in Verbindung mit Silicea D6 (Nr. 11);
- nässende Hautausschläge: Natrium sulfuricum D6 (Nr. 10);
- bei Hautausschlägen, die nach Impfungen auftreten: Kalium chloratum D6 (Nr. 4);
- bei Hautausschlägen im Zusammenhang mit einer Gürtelrose: Natrium chloratum D6 (Nr. 8) zur Unterstützung der ärztlichen/ heilpraktischen Therapie;
- bei Hautveränderung/Hautblüte (Ekzem), trockenem Ekzem: Natrium chloratum D6 (Nr. 8);
- bei Ekzem am Haaransatz: Natrium chloratum D6 (Nr. 8);
- bei Ekzemneigung als Konstitutionsmittel: Calcium carbonicum D6 (Nr. 22);
- bei Schuppenflechte: morgens Magnesium phosphoricum D6 (Nr. 7), mittags Calcium phosphoricum D6 (Nr. 2), abends Kalium sulfuricum D6 (Nr. 6), von jedem Salz 2 Tabletten täglich, zusätzlich Salbe Nr. 1 auftragen;
- bei Schuppenflechte mit Juckreiz: Magnesium phosphoricum D6 (Nr. 7) als »Heiße Sieben« (→ Seite 63);
- bei seit Jahren bestehender chronischer Schuppenflechte:

Kalium arsenicosum D6 (Nr. 13) im Wechsel mit Kalium bromatum D6 (Nr. 14);
- bei rissiger Haut: Calcium fluoratum D12 (Nr. 1) und Salbe Nr. 1; wenn die Haut gleichzeitig trocken ist: (statt Nr. 1) Natrium chloratum D6 (Nr. 8);
- bei allen Hautentzündungen (mit Rötung), die hier nicht beschrieben sind: Ferrum phosphoricum D12 (Nr. 3), halbstündlich bis stündlich 1 Tablette;
- bei übermäßiger Hornhaut: Calcium fluoratum D12 (Nr. 1) im Wechsel mit Silicea D12 (Nr. 11) und Salbe Nr. 1;
- bei Schwielen an Händen und Füßen: Salbe Nr. 1 und Salbe Nr. 11 im Wechsel (morgens, abends);
- bei Juckreiz (keine Hauterkrankung, sondern ein Begleitsymptom von Haut- und anderen Erkrankungen wie Leber- und Nierenerkrankungen, Vitaminmangelzuständen): Ferrum phosphoricum D12 (Nr. 3), Magnesium phosphoricum D6 (Nr. 7) und Kalium sulfuricum D6 (Nr. 6) innerlich und äußerlich als Salbe, Umschlag (→ Seite 67);
- bei Juckreiz alter Menschen: Calcium fluoratum D12 (Nr. 1), Calcium phosphoricum D6 (Nr. 2) und Silicea D12 (Nr. 11);
- bei allen Hauterkrankungen als Zwischenmittel (zum Beispiel eine Woche lang, dann wieder absetzen): Kalium sulfuricum D6 (Nr. 6);
- bei schon lange bestehenden Hauterkrankungen: Silicea D12 (Nr. 11);
- allgemein zur Stärkung von Haut, Nägeln und Bindegewebe: Silicea D6 (Nr. 11); bei Bindegewebsschwäche: im Wechsel mit Calcium fluoratum (Nr. 1), wechselweise D6/D12;
- allgemein bei Hautausschlägen: Kalium chloratum D6 (Nr. 4), Kalium sulfuricum D6 (Nr. 6), Silicea D12 (Nr. 11), Calcium sulfuricum D6 (Nr. 12), von jedem Salz 2 bis 4 Tabletten über den Tag verteilt;
- bei Ekzemen nach Strahlentherapie von Tumoren: Calcium fluoratum D12 (Nr. 1) und Salbe Nr. 1.

Unterstützende Maßnahmen
Selbst: Voll- und Teilbäder mit den empfohlenen Salzen (10 bis 30 Tabletten im Badewasser auflösen), auch Umschläge mit aufgelösten Tabletten; bei allen Hauterkrankungen weitgehend meiden: purinhaltige Lebensmittel wie Innereien, Fleischextrakt, Fleisch, Fisch (maximal 3 Fleisch- oder Wurstmahlzeiten à 100 Gramm pro

Woche), Alkohol, Kaffee; den Eiweißbedarf über fettfreie Milchprodukte und Eier decken; Unisol-Bestrahlung (→ Seite 185).
Arzt/Heilpraktiker: Spagyrische Eigenblut-/Eigenurintherapie
(→ Seite 185); Stuhluntersuchung auf Pilze und gegebenenfalls Darmsanierung (→ Seite 179).

HAUTSTREIFEN (STRIAE CUTIS)

Allgemeines und Symptome: Bedingt durch Erschlaffung des Hautgewebes nach Dehnung oder durch Hautschwund (Atrophie) können streifenförmige Hautveränderungen auftreten, zum Beispiel nach einer Schwangerschaft, nach Abmagerungskuren oder langzeitiger Kortisonanwendung. Sie sind mehr als nur ein kosmetisches Problem.

Aus biochemischer Sicht: Erschlaffung und Schwund der Haut durch Mangel an Kalziumfluorid und Silizium.

Behandlung: Calcium fluoratum D12 (Nr. 1) und Silicea D12 (Nr. 11) im halbtäglichen Wechsel, je 2 bis 4 Tabletten täglich; zusätzlich die Salben Nr. 1 und Nr. 11.

Unterstützende Maßnahmen
Selbst: Packungen mit Kieselsäure-Gel (Apotheke).
Arzt/Heilpraktiker: Hochfrequenzbestrahlung (Iontophorese mit Einbringen von Wirkstoffen in die Haut, → Seite 182).

HÜHNERAUGEN (CLAVUS)

Allgemeines und Symptome: Kegelartige Hornhautdorne, als Hühneraugen bezeichnet, können sich nach längerer Druckeinwirkung (zum Beispiel enge Schuhe) an den Füßen bilden, sie schmerzen beim Gehen.

Behandlung: Geduld ist erforderlich, da die Behandlung sich einige Wochen hinziehen kann; ein Salbenpflaster (→ Seite 67) tagsüber und/oder nachts beschleunigt den Erfolg der Behandlung.
- Bei Hühneraugen mit weißer Kruste: Kalium chloratum D6 (Nr. 4) und Salbe Nr. 4;
- bei Hühneraugen mit gelblicher Kruste: Natrium sulfuricum D6 (Nr. 10) und Salbe Nr. 10;
- bei sehr harten und schmerzhaften Hühneraugen: Calcium fluoratum D12 (Nr. 1) und Salbe Nr. 1.

KLEIENFLECHTE, EINFACHE (PITYRIASIS SIMPLEX)

Allgemeines und Symptome: Bei der einfachen Kleienflechte handelt es sich um eine harmlose Hauterkrankung mit kleinlamelliger Schuppung, die bevorzugt im Sommer auftritt. Die Haut ist spröde, trocken, schuppig und kann jucken, vor allem im Gesicht, die Herde sind ohne Pigmentbildung, nicht gerötet und nicht entzündet wie bei anderen Arten der Kleienflechte. Die Kleienflechte wird oft verursacht durch alkalisierende Seifen, stark entfettende Waschsyndets, Rasierwässer, ätherische Öle.

Behandlung:
- Salbe Nr. 4 im Wechsel mit Calcium sulfuratum D6 (Nr. 18) und Silicea D12 (Nr. 11); Natrium chloratum D6 (Nr. 8);
- nicht zu häufig waschen und nur mit milden Seifen (Babyseife).

KUPFERFINNEN (ROSACEA), COUPEROSE (ERYTHROSIS FACIALIS)

Allgemeines und Symptome: Bei Kupferfinnen handelt es sich um eine durch viele Faktoren beeinflusste Krankheit, die vom 50. Lebensjahr an auftritt. Akneähnlich (aber keine Akne!) entwickeln sich bläulich-rötliche Hautveränderungen, Papeln und Pusteln sowie Gefäßerweiterungen. Ursachen können Gefäß- und Nervenlabilität, Neigung zu Talgdrüsenstörungen und Schuppung der Haut sein.

Aus ganzheitlicher Sicht: Es bestehen oft Störungen im Magen-Darm-Bereich, in Bauchspeicheldrüse, Leber oder den Genitalorganen. Alkohol verschlimmert die Krankheit. Das erste Stadium der Rosacea kann sich als Couperose (oft Kalium chloratum-Mangel) äußern; dabei kommt es zu dauerhaften Wangenrötungen und Gefäßveränderungen im Gesicht. Erweiterte Gefäße an Nasenflügeln und Wangen können auch auf Bronchialerkrankungen, Herzschwäche sowie Bein- und Beckenvenenstauung hinweisen; eine feine Röte hingegen auf Magnesiumphosphat-Mangel (→ Antlitzzeichen/Signaturen Seite 21).

Behandlung:
- Bei Rosacea: Natrium phosphoricum D6 (Nr. 9), Natrium sulfuricum D6 (Nr. 10), Salbe Nr. 1; versuchsweise auch Ferrum phosphoricum D12 (Nr. 3);
- bei Couperose mit prall gestauten kleinen Gefäßen: Kalium chloratum D6 (Nr. 4).

Unterstützende Maßnahmen
Selbst: Schiele-Fußbäder (→ Seite 67); Regelung der Verdauung; Kneipp-Anwendungen (→ Seite 182); Gesichtsdampfbäder mit Sole (→ Seite 67).
Arzt/Heilpraktiker: Hochfrequenz-Iontophorese mit homöopathisierten Organextrakten (→ Seite 182).

LEISTENBRUCH, NABELBRUCH (HERNIE) *Zum Arzt*

Allgemeines und Symptome: Die Leistenhernie ist ein Eingeweidebruch; durch die entstandene Bruchpforte (Muskel-Bändergewebe) wölben sich Weichteile nach außen, auch können Organe verlagert werden (so der Darm). Der Nabelbruch ist eine Gewebeausstülpung am Nabel; Krankheitszeichen sind eine sichtbare Bruchgeschwulst und Druckschmerzen; es kann auch zur Brucheinklemmung kommen. Oft ist eine Operation nötig. Eine biochemische Behandlung nach der Operation, um das Gewebe zu festigen, ist sinnvoll.

Behandlung:
- Bei Gewebeschwäche zur Vorbeugung: Calcium fluoratum D6/D12 (Nr. 1) und Silicea (D6/D12) im halbtäglichen Wechsel (alle 4 Wochen die Potenz wechseln); alternativ Manganum sulfuricum D6 (Nr. 17) als Zwischenmittel, zum Beispiel für 2 bis 4 Wochen;
- Einreibung mit Salbe Nr. 1.

Unterstützende Maßnahmen
Selbst: Schiele-Fußbäder (→ Seite 67).
Arzt/Heilpraktiker: Neuraltherapie (→ Seite 183).

MARMORIERTE HAUT (CUTIS MARMORATA)
Zum Arzt bei plötzlich auftretenden Hautveränderungen

Allgemeines und Symptome: Eine angeborene Anomalie oder eine Regulationsstörung der Gefäße, bei der die Haut marmorartig aussieht, wie von einem weitmaschigen Venennetz durchzogen (bläulich-rötliche Verfärbung). Meist bei Frauen auffällig, kann sie durch Hitze und Kälte, auch durch nervöse Erregung ausgelöst werden. Selten liegen organische Ursachen vor.

Behandlung: Calcium phosphoricum D6 (Nr. 2) und Salbe Nr. 2.

Unterstützende Maßnahmen
Selbst: Schiele-Fußbäder (→ Seite 67).

NAGELERKRANKUNGEN (ONYCHOPATHIEN)

Allgemeines und Symptome: Finger- und Zehennägel sowie das Nagelbett können durch Infektionen (Paronychien) und Verletzungen in Mitleidenschaft gezogen werden, durch Pilzinfektionen (verdickte Nagelplatte) entarten, im Wachstum gestört sein, oder sie sind überempfindlich. Wichtig ist die Behandlung der Grundursache, gegebenenfalls ist auch eine chirurgische Behandlung notwendig. Nagelwachstumsstörungen können nährstoffbedingt (Ernährungsstörung, schlechte Ausnutzung von Nährstoffen) oder bei mangelhafter Durchblutung (kalte Hände, kalte Füße) auftreten. Die Nägel können außerdem brüchig, weich oder rissig werden. Auch ein Mangel an Vitamin H (Biotin) kann zu Nagelproblemen führen. Längsrillen an den Fingernägeln weisen auf Störungen im Magen-Darm-Bereich hin, meist bei Darmerschlaffung durch vorwiegend sitzende Lebensweise, einseitige ballaststoffarme Kost und Bewegungsmangel.

Aus biochemischer Sicht: Mineralstoff-Mängel und Versorgungsstörungen mit Mineralstoffen betreffen meist den Eisen-, Kalziumfluorid- und Siliziumhaushalt. Bei Verdickung der Nagelplatte (durch Wachstumsstörungen und Nagelpilze) handelt es sich oft um übermäßige Keratinproduktion bei Mangel an Kalziumfluorid.

Behandlung:
- Bei brüchigen, rissigen und schlecht wachsenden Nägeln: Silicea D12 (Nr. 11) und Salbe Nr. 11 als Salbenpflaster (→ Seite 67);
- bei weichen Nägeln, Wachstumsstörungen und Nagelpilzen: Calcium fluoratum D12 (Nr. 1) und Salbe Nr. 1 als Salbenpflaster tagsüber und/oder nachts. Tipp: Beide Salze und Salben für mehrere Wochen gleichzeitig, aber wechselweise (vormittags, nachmittags) anwenden;
- bei Nagelbettentzündungen: Entzündungsschema (→ Seite 50);
- bei chronischer Nagelbetteiterung: Silicea D6 (Nr. 11), bei starken Entzündungen mit Schmerzen zum Arzt!
- bei chronischer Nagelbrüchigkeit: Kalium sulfuricum D6 (Nr. 6), Natrium chloratum D6 (Nr. 8) und Silicea D12 (Nr. 11), über den Tag verteilt von jedem Salz 2 bis 4 Tabletten;
- bei allgemein schlecht entwickelten Finger- und Zehennägeln: Manganum sulfuricum D6 (Nr. 17);
- bei empfindlichen und schmerzenden Nägeln: Magnesium phosphoricum D6 (Nr. 7) und Salbe Nr. 7.

Unterstützende Maßnahmen
Selbst: Bei kalten Händen und kalten Füßen: Schiele-Fußbäder (→ Seite 67), bei Nagelpilzen auch mit Zusatz von einem Schuss Essig; zusätzlich bei beiden Störungen: Bürstenmassage der Finger und Fußzehen in Richtung Nagelspitze, auch unter kaltem Wasser (verbessert die Sauerstoff- und Blutzufuhr zum Nagel); bei Entzündungen des Nagelbettes auch mehrmaliges Eintauchen in eine heiße Kernseifenlösung (so heiß, wie es vertragen wird).

NARBENENTARTUNG, WULSTNARBE (KELOID)

Allgemeines und Symptome: Gutartige Bindegewebswucherung, entsteht nach schulmedizinischer Erklärung bei Menschen, die dazu eine Veranlagung haben (»fibroplastische Diathese«). Die Narbe ist knotig und derb, gelegentlich können Spannungsschmerzen auftreten. Unschöne Narben können nach Operationen, Verletzungen oder unsachgemäßer Wundbehandlung entstehen, verhärten oder wuchern (»wildes Fleisch«).
Aus biochemischer Sicht: Austritt von Keratin infolge eines Mangels an Kalziumfluorid.
Behandlung: Calcium fluoratum D12 (Nr. 1) und Silicea D12 (Nr. 11) im Wechsel; nach jeweils 4 Wochen die Potenz ändern, zum Beispiel D6 in D12; etwa $1/2$ Jahr lang morgens die Salbe Nr. 1, abends die Salbe Nr. 11 auftragen; auch (statt Salbe Nr. 11) Salbe Nr. 5.
Unterstützende Maßnahmen
Selbst: Bei sehr alten Narben APM-Salbe oder Rescue Remedy (Apotheke) einmal täglich auftragen.
Arzt/Heilpraktiker: Hochfrequenz-Iontophorese (Einschleusung des Salbenwirkstoffes über die Haut mit Salbe Nr. 1, → Seite 182).

NEURODERMITIS (NEURODERMITIS ATOPICA, NEURODERMITIS CONSTITUTIONALIS)

Allgemeines und Symptome: Atopische Hauterkrankung, eine erblich bedingte Überempfindlichkeit gegen Substanzen der natürlichen Umwelt, früher ein Sammelbegriff für stark juckende Hauterkrankungen, ist heute auf das »atopische Ekzem« beschränkt, das bei Säuglingen als Milchschorf, später an Ellenbeugen, Kniekehlen, Hals und Kopfhaut auftritt. Die Haut juckt, ist gerötet, verdickt, entzündet sich, oft treten weitere Hautkrankheiten auf. Als

Ursache werden heute auch Trennungskonflikte diskutiert, zum Beispiel tagsüber von der berufstätigen Mutter.

Aus biochemischer Sicht: Schwäche des Immunsystems, Folge von häufigen antibiotischen Therapien und extrem vielen Impfungen. Störung der Hautneubildung.

Behandlung:

- Basismittel: Calcium carbonicum D6, Nr. 22 (zwischendurch immer wieder für eine Woche in D12);
- zur Hautregeneration: Kalium sulfuricum D6 (Nr. 6);
- alternativ haben sich auch Manganum sulfuricum D6 (Nr. 17) und Natrium phosphoricum D6 (Nr. 9) bewährt;
- bei Juckreiz: Magnesium phosphoricum D6 (Nr. 7); bei vernarbter Haut nach dem Wundkratzen: Salbe Nr. 1 im Wechsel mit Salbe Nr. 11 zur Glättung der Haut.

Unterstützende Maßnahmen

Selbst: Für 6 bis 12 Wochen kuhmilchfreie Nahrung; Voll- oder Teilbäder mit Natron-Pulver (anwenden nach Packungsanleitung) bei starkem Juckreiz; Bach-Blüten (→ Seite 179) gegen Konflikte, Unisol-Bestrahlung (→ Seite 185).

Arzt/Heilpraktiker: Bioinformative Therapie nach Dr. Ludwig (→ Seite 179); Sanierung der Darmflora, Elektromagnetische Homöopathie (EMH, → Seite 180), spagyrische Eigenbluttherapie (Dote) mit individueller Nahrungsauswahl (→ Seite 185).

PICKEL, PUSTELN (AKNE, AKNE VULGARIS)

Allgemeines und Symptome: Pickel, Mitesser und Pusteln treten meist während der Pubertät und bevorzugt an Stirn, Kinn, Nase, Rücken und Brust auf. Hormonell bedingt, entzünden sich Haarfollikel und Talgdrüsen. Auch fetthaltige Kosmetika können Pickelbildung verursachen. Die Akne bei Jugendlichen heilt oft bis zum 25. Lebensjahr aus. Bei Frauen können sich durch die hormonellen Veränderungen vor, nach und während der Regelblutung, aber auch bei einer Schwäche der Eierstöcke (Ovarialinsuffizienz) Pickel bilden, meist im Kinn- und Dekolleté-Bereich. Wichtig: Pickel nicht ausdrücken, da unter Fingernägeln und auf der Haut Keime vorhanden sind, kann dies zu neuen Entzündungen führen. Bei der chronischen und sehr heftigen Akne vulgaris führt eine Seborrhö (→ Seite 126), also eine übermäßige Entwicklung des Hautfettmantels infolge vermehrter Absonderung von Talg an Vorderkopf, Nasen-Lippen-Falte,

Nacken, Augenlidern, zu Verhornungsstörungen (Hyperkeratose), diese wiederum verursachen Talgstauungen.
Aus biochemischer Sicht: Störung des Hautstoffwechsels aufgrund eines Mangels verschiedener Salze.
Behandlung:
- Akne bei fettiger Haut: Natrium sulfuricum D6 (Nr. 10), zusätzlich über Nacht Salbe Nr. 9, auch Salbe Nr. 10 auftragen, um die Fettausscheidung zu schonen, innerlich ist auch Natrium phosphoricum D6 (Nr. 9) geeignet.
- Akne überall am Körper und Akne vulgaris: Kalium bromatum D6 (Nr. 14), bei Akne vulgaris zusätzlich: Calcium fluoratum D12 (Nr. 1) und Salbe Nr. 1.
- Bei honiggelben Aknepusteln: Natrium phosphoricum D6 (Nr. 9);
- Akne vor allem bei Jugendlichen: Arsenum jodatum D12 (Nr. 24);
- bei allen Akneformen zur Unterstützung der Wundheilung und Stabilisierung der Haut: Zincum chloratum D6 (Nr. 21).
- Bei generell »unreiner Haut«: Calcium carbonicum D6 (Nr. 22).

Unterstützende Maßnahmen
Selbst: Um die verstopften Poren zu öffnen, zweimal wöchentlich Gesichtsdampfbäder mit Kamillentee (→ Seite 67); Verzicht auf Süßes, scharfe Gewürze, Innereien, Schweinefleisch. Auch Peloid-Masken zur Reinigung der Hautporen (→ Seite 183). Gründliche regelmäßige Gesichtsreinigung mit pH-neutralen Flüssigseifen; auch Unisol-Bestrahlung (→ Seite 185).

SCHUPPEN DER KOPFHAUT (SQUAMAE)

Allgemeines und Symptome: Für übermäßiges Schuppen der Kopfhaut, vor allem schon kurz nach dem Waschen, können Hauterkrankungen wie Seborrhö und seborrhoische Dermatitis (Entzündung) die Ursachen sein (→ Seite 126). Eine Schuppung, die nicht nur am Kopf, sondern auch an Händen und Füßen, Ellen- und Kniebeugen auftritt, kann auf Schuppenflechte (Psoriasis) hindeuten (→ Seite 116), bei der es infolge verstärkter Neubildung von Epidermiszellen zu Abschuppung kommt; die Ursachen sind nicht eindeutig geklärt. Auch Hautpilze (Mykose, Tinea), vor allem Kopfhautpilze, können zu stärkerer Schuppung führen.
Aus biochemischer Sicht: Störungen der Feuchtigkeitsregulation der Haut und daraus resultierend Störung der Zellteilung. Mineralstoffwechselstörungen.

Behandlung:
- Bei Kopfschuppen mit trockener Kopfhaut zweimal wöchentlich die biochemische Haarpackung über Nacht einwirken lassen.

BIOCHEMISCHE HAARPACKUNG
Abends 10 bis 20 Tabletten Natrium chloratum D6 (Nr. 8) in einer Tasse mit heißem Wasser auflösen, auf Handwärme abkühlen und ins Haar massieren, ein Handtuch um den Kopf binden; die Haare am nächsten Morgen mit mildem Shampoo waschen.

- Bei winzigen Hautschuppen, die wie Kleie aussehen: Natrium sulfuricum D6 (Nr. 10);
- bei Schuppenflechte mit Kopfhautbeteiligung (→ Hauterkrankungen Seite 116): die biochemische Haarpackung, jedoch mit Kalium sulfuricum D6 (Nr. 6) statt Nr. 8; führt dies nicht zum Erfolg, Calcium fluoratum D6 für die Packung verwenden.

Unterstützende Maßnahmen
Selbst: Unisol-Bestrahlung (→ Seite 185).
Arzt/Heilpraktiker: Hochfrequenztherapie (→ Seite 181).

SCHWITZEN, ÜBERMÄSSIGES (HYPERHIDROSE), STÖRUNGEN DER SCHWEISSBILDUNG (DYSHIDROSE)

Allgemeines und Symptome: Übermäßiges Schwitzen kann bei Stoffwechselkrankheiten (so Schilddrüsenerkrankungen), Infektionen, in den Wechseljahren, während der Genesung nach Krankheiten, aus nervösen Gründen oder bei infektiösen Erkrankungen als Begleitsymptom vorkommen.

Behandlung:
- Allgemein bei Störungen der Schweißbildung, zu geringer Schweißbildung und bei übermäßigem Schwitzen: Silicea D6 (Nr. 11);
- bei übel riechendem Schweiß: Kalium phosphoricum D6 (Nr. 5); alternativ Silicea D6 (Nr. 11);
- bei wund machendem Schweiß: Silicea D12 (Nr. 11);
- bei Fußschweiß: Silicea D12 (Nr. 11), alternativ Calcium carbonicum D6 (Nr. 22);
- bei sauer riechendem Schweiß: Natrium phosphoricum D6 (Nr. 9), alternativ Calcium sulfuratum D6 (Nr. 18);
- bei Schweiß an Hinterkopf und Nacken: Calcium phosphoricum D6 (Nr. 2);

- bei Kopfschweiß: Calcium carbonicum D6 (Nr. 22) im Wechsel mit Silicea D12 (Nr. 11);
- bei Handschweiß: Calcium phosphoricum D6 (Nr. 2);
- bei Neigung zu häufigem Schwitzen (farbloser Schweiß): Natrium chloratum D6 (Nr. 8);
- bei reichlichem Schweiß mit Kältegefühl: Kalium arsenicosum D6 (Nr. 13).

Unterstützende Maßnahmen
Selbst: Salbei-Tee (1 gehäufter Teelöffel Blätter mit 1 Tasse heißem Wasser übergießen, 10 Minuten ziehen lassen, abseihen, 3 Tassen pro Tag); zur Regulation Schiele-Fußbäder (→ Seite 67), Saunabesuche; bei Fußschweiß zur Regulation: Schiele-Fußbäder, darin aufgelöst 5 Tabletten Calcium carbonicum (Nr. 22) und 5 Tabletten Silicea D3 (Nr. 11).

SEBORRHÖ (SEBORRHOEA)

Allgemeines und Symptome: Bei der Seborrhö besteht eine vermehrte Talgabsonderung der Haut, die Haut ist fettig und kann sich entzünden. Vermutet werden eine erbliche Störung des Hautfettmantels und eine Neigung zu übermäßiger Bildung von Hornstoff (Hyperkeratose).

Behandlung:
- Bei übermäßiger Bildung von Hornstoff/Keratin (Hornhaut, mitesserartige gelbe Knötchen): Calcium fluoratum D12 (Nr. 1);
- für die Regulierung des Fettstoffwechsels: Natrium phosphoricum D6 (Nr. 9) im Wechsel mit Natrium sulfuricum D6 (Nr. 10), über Nacht die Salbe Nr. 9 auftragen;
- bei trockener Haut mit Schuppenbildung: Natrium chloratum D6 (Nr. 8).

WARZEN (VERRUCAE)

Allgemeines und Symptome: Warzen sind Wucherungen der Haut, die Auslösung durch Viren wird diskutiert. Sie können überall auftreten, im Gesicht, an Rumpf, Händen, Füßen. Ständiges Aufkratzen kann zu weiteren Warzen führen.

Aus biochemischer Sicht: Mangel und Verteilungsstörung von Kalziumfluorid- und Kaliumchlorid-Molekülen und übermäßige Produktion von Keratin (Skleroprotein = Hornstoff).

Behandlung:
- Bei harten Warzen: Calcium fluoratum D12 (Nr. 1) und Salbe Nr. 1;
- bei weichen Warzen: Kalium chloratum D6 (Nr. 4) und Salbe Nr. 4.;
- bei Warzen allgemein: Kalium bromatum D6 (Nr. 14); alternativ Natrium sulfuricum D6 (Nr. 10) und Salbe Nr. 10.
- Tagsüber auch Pflaster mit der entsprechenden Salbe.

HERZ UND KREISLAUF

BLUTDRUCK ERHÖHT (HYPERTONIE) *Zum Arzt*

Allgemeines und Symptome: Von hohem Blutdruck spricht man nach der WHO-Klassifikation bei Werten über 160/95 mmHg (Quecksilbersäule), wenn sie bei mindestens drei Messungen ermittelt wurden. Als Grenzwert wird ein Blutdruck von 140 mmHg systolisch (Anspannungsphase des Herzmuskels) und 90 mmHg diastolisch (Erschlaffungsphase) angesehen. Hoher Blutdruck kann bei Arteriosklerose durch Verengung der Gefäße, ohne ersichtlichen Grund (essentielle Hypertonie), bei psychischer Belastung wie Stress und bei Nierenerkrankungen auftreten.

Behandlung:
- Zur Unterstützung der ärztlichen Therapie: Kalium jodatum D6 (Nr. 15) und Magnesium phosphoricum (Nr. 7);
- bei Arteriosklerose zusätzlich: Calcium fluoratum D12 (Nr. 1) und Silicea (Nr. 11).

Unterstützende Maßnahmen
Selbst: Schiele-Fußbäder (→ Seite 67).

BLUTDRUCK ERNIEDRIGT (HYPOTONIE)

Allgemeines und Symptome: Niedriger Blutdruck – Blutdruckwerte unter 105/60 mmHg beim Erwachsenen – kann anlagebedingt auftreten, bei Herz-Kreislauf-Erkrankungen, Infekten und als Kreislaufstörung durch Absacken des Blutes in erweiterte Gefäße (orthostatische Hypotonie) beim Aufstehen aus dem Sitzen oder Liegen sowie bei mangelhafter Gefäßspannung. Bei der orthostatischen Hypotonie ist eine verlangsamte Regulation vorhanden. Niedriger Blutdruck äußert sich in Schwindel, Schwäche und Müdigkeit, der Puls kann mäßig beschleunigt sein.

Behandlung: Ferrum phosphoricum D3/D6 (Nr. 3); wenn das nicht hilft: Zincum chloratum D6 (Nr. 21).

Unterstützende Maßnahmen
Selbst: Schiele-Fußbäder (→ Seite 67) mit 5 Tropfen Kampferöl.

DURCHBLUTUNGSSTÖRUNGEN (ZIRKULATIONSSTÖRUNG)

Allgemeines und Symptome: Durchblutungsstörungen mit kalten Händen und kalten Füßen treten häufig bei Frauen auf und können Folge eines zu niedrigen Blutdrucks sein (→ Seite 127). Sie sind aber auch Symptom von Gefäßerkrankungen (Gefäßkrämpfe, Arteriosklerose). Wenn die Beschwerden mit Schmerzen verbunden sind: zum Arzt oder Heilpraktiker!

Behandlung: Die Grunderkrankung beachten (zum Beispiel niedriger Blutdruck → Seite 127), danach die Mittelwahl vornehmen.
- Bewährt haben sich: Kalium chloratum D6 (Nr. 4) und Ferrum phosphoricum D12 (Nr. 3), zusätzlich Arme und Beine mit den jeweiligen Salben einreiben.

Unterstützende Maßnahmen
Selbst: Schiele-Fußbäder (→ Seite 67); regelmäßige Bewegung; Bürstenmassage der Beine und Arme. Oft verwendete Heizdecken belasten den Körper durch elektromagnetische Felder.

HERZBEKLEMMUNG, NERVÖSE (COR NERVOSUM), HERZENGE (ANGINA PECTORIS) *Zum Arzt oder Heilpraktiker bei Herzbeschwerden und Schmerzen im Brustbereich*

Allgemeines und Symptome: Beschwerden wie Beklemmung, Schmerzen und Engegefühl im Bereich des Herzens können verschiedene Ursachen haben: Funktionelle Herzbeschwerden (»funktionell« bedeutet, dass keine organische Erkrankung vorliegt) können bei Stress, Anspannung und Ärger unvermittelt auftreten. Treten die Beschwerden nach körperlicher Belastung auf, liegt der Verdacht nahe, dass die Herzkranzgefäße verengt sind. Bei Belastung braucht das Herz mehr sauerstoffreiches Blut, bekommt es das nicht, weil Strömungswiderstände in verengten Gefäßen vorliegen, entstehen im Herzmuskel ein Sauerstoffdefizit und daraus resultierende Schmerzen. Beim Herzinfarkt sind vollständige Verlegungen (Verschluss) von Gefäßen vorhanden, hierbei treten stärkste Schmerzen auf. **Sofort zum Arzt!**

Aus biochemischer Sicht: Bei funktionellen Herzbeschwerden Mangel an Magnesium, es kommt zur allgemeinen Anspannung, der Körper reagiert nicht mehr adäquat in Stress-Situationen; bei Störung der zellulären Verteilung und Aufnahme von Magnesium-Ionen kommt es zu muskulären Krämpfen (Schüßler spricht von Molekülbewegungsstörung).

Behandlung:
- Magnesium phosphoricum D6 (Nr. 7) als »Heiße Sieben« (→ Seite 63); wenn gleichzeitig ein allgemeines Schwächegefühl vorhanden ist: Kalium phosphoricum D6 (Nr. 5);
- bei Neigung zu häufigen Herzbeklemmungen: Cuprum arsenicosum D6 (Nr. 19).

Unterstützende Maßnahmen
Selbst: Regelmäßige maßvolle Bewegung (Herz-Kreislauf-Training) unter Anleitung zur Kräftigung des Herzmuskels; Schiele-Fußbäder (→ Seite 67); Unterarmbäder, auch feuchtheiße Brustauflagen.

HERZKLOPFEN, HERZRASEN (TACHYKARDIE) UND RHYTHMUSSTÖRUNGEN (ARRHYTHMIE) *Zum Arzt*

Allgemeines und Symptome: Eine beschleunigte Herzfrequenz (Herzrasen) kann bei Erregung, infektiösen Krankheiten oder Herzleiden auftreten, die Ursache muss vom Arzt geklärt werden.

Behandlung: Salze zur Unterstützung der ärztlichen Therapie:
- bei Herzklopfen mit unregelmäßiger Schlagfolge: Manganum sulfuricum D6 (Nr. 17);
- bei nervösem, angstbedingtem Herzklopfen: Magnesium phosphoricum D6 (Nr. 7), auch als »Heiße Sieben« (→ Seite 63); wenn das nicht hilft: Kalium phosphoricum D6 (Nr. 5) als »Heiße Sieben«;
- Herzklopfen bei genereller Ängstlichkeit: Kalium sulfuricum D6 (Nr. 6).

IMMUNSYSTEM
ABWEHRSCHWÄCHE (IMMUNDEFIZIT)

Allgemeines und Symptome: Immer wiederkehrende Infekte (zum Beispiel Erkältungskrankheiten) oder chronisch-allergische Beschwerden können auf eine Abwehrschwäche hindeuten. Der Körper reagiert nicht mehr angemessen auf eindringende Erreger

(Bakterien, Viren, Pilze). Grund kann die häufige Einnahme von Antibiotika sein, die nicht nur die krankhaften Keime vernichtet oder im Wachstum hemmt, sondern auch die natürliche Darmflora verändert (der Darm ist unser größtes Abwehrsystem). Auch ständiger Stress, unverarbeitete Schockerlebnisse, wenig Schlaf, kaum Erholungsphasen können sich auf das Immunsystem negativ auswirken. Von der Psychoneuroimmunologie wurden psychische Einflüsse auf das Immunsystem bewiesen. Ebenso kann einseitige Kost mit wenig Vitalstoffen die Abwehr schwächen.

Aus naturheilkundlicher Sicht: Störungen der Darmflora, aber auch belastende Einflüsse von Elektrosmog und Störzonen (Wasseradern und andere geopathogene Zonen wie Currynetz, Hartmanngitter, Doppelzonen) auf den Organismus, Schwermetallbelastungen, zum Beispiel mit Quecksilber, Impfbelastungen, Belastungen durch Fast Food.

Behandlung:
- Die Immunkur (→ Seite 56).
- Wenn keine Abwehrschwäche im beschriebenen Sinne besteht, sondern Sie vorbeugend etwas tun möchten, um besser über die »Erkältungszeit« zu kommen: 3 bis 4 Wochen lang Ferrum phosphoricum D6 (Nr. 3).
- Bei Kindern zur Vorbeugung: je 1 Woche Ferrum phosphoricum D12 (Nr. 3), Calcium phosphoricum D6 (Nr. 2), Calcium carbonicum D6 (Nr. 22) und Silicea D12 (Nr. 11).

Unterstützende Maßnahmen
Selbst: Schiele-Fußbäder (→ Seite 67), vitalstoffreiche Vollwertkost, Bewegung, ausreichendes Trinken.
Arzt/Heilpraktiker: Nach einer Antibiotika-Behandlung die Darmflora mit Präparaten, die Laktobazillen und Kolibakterien enthalten, wieder stabilisieren (wird nur von naturheilkundlich arbeitenden Therapeuten verordnet).

LYMPHKNOTENENTZÜNDUNG (LYMPHADENITIS), LYMPHKNOTENSCHWELLUNG (BUBO) *Zum Arzt*

Allgemeines und Symptome: Das Lymphsystem transportiert eine gelblich klare Flüssigkeit, die Lymphe, die für den Stoffaustausch der Gewebe sehr wichtig ist. Sie tritt durch die Wände der Haargefäße (Kapillaren) ins Gewebe über und sammelt sich in den Lymphgefäßen. Kommt es darin zu einem Stau, entsteht ein

Lymphödem (Ansammlung von Flüssigkeit). Die Lymphknoten (Filterstationen) filtern zum Beispiel die vom Darm aufgenommenen Fette. Es werden dort auch Krankheitserreger, Fremdkörper und Zellpartikel entsorgt und Lymphozyten (weiße Blutkörperchen) gebildet. Lymphorgane sind also maßgeblich am Abwehrgeschehen beteiligt. Lymphgefäß- und Lymphknotenentzündungen sowie Schwellungen der Lymphknoten und Lymphödeme können bei infektiösen Erkrankungen, Blutvergiftung, Allergien, Lymphstauung (zum Beispiel am Hals nach einer Erkältung) oder einem Insektenstich auftreten. Die Entzündungen verursachen Schmerzen, auch Rötung und Fieber. Schwellungen, beispielsweise nach Infekten, sind zwar tastbar, machen aber selten Beschwerden.

Behandlung: Salze zur Unterstützung der ärztlichen Therapie:
- Bei Lymphknotenentzündung mit Schwellung: Calcium sulfuricum D6 (Nr. 12) und Salbe Nr. 1 oder Tablettenbreiumschlag (→ Seite 66);
- bei älteren verhärteten schmerzlosen Lymphknoten, zum Beispiel im Halsbereich: Calcium fluoratum D12 (Nr. 1) und Salbe Nr. 1;
- bei miteinander verbackenen Lymphknoten: Silicea D12 (Nr. 11), alternativ Calcium phosporicum D6 (Nr. 2);
- bei Schwellung der Lymphknoten im Bereich der Achseln: Salbe Nr. 9;
- zur Anregung des Lymphflusses bei Lymphödemen: Natrium sulfuricum D6 (Nr. 10).

KINDER
APPETITLOSIGKEIT (INAPPETENZ)

Allgemeines und Symptome: Appetitlosigkeit kann bei Krankheiten, nach Krankheiten mit fehlendem Essverlangen und ohne ersichtlichen Grund auftreten.

Behandlung: Calcium phosphoricum D6 (Nr. 2).

BLÄHUNGEN, WINDABGANG (METEORISMUS, FLATULENZ)

Allgemeines und Symptome: Bei Kindern können Verdauungsstörungen nach zu schnellem Trinken (Luftschlucken) oder bei problematischer Verwertung von Milchsäure auftreten. Die Kinder schreien aufgrund von Blähungsschmerzen; oft hilft es, das Kind im Arm zu wiegen, damit es ein »Bäuerchen« machen kann.

Behandlung:
- Bei Milchsäure-Verdauungsstörungen mit saurem Stuhl oder Durchfall (grünlich): Natrium phosphoricum D6 (Nr. 9);
- bei stinkendem Windabgang: Kalium phosphoricum D6 (Nr. 5);
- bei Blähungen mit Krämpfen: Magnesium phosphoricum D6 (Nr. 7).

Entwicklungsstörungen

Allgemeines und Symptome: Entwicklungsstörungen bei Kindern können sowohl das körperliche Wachstum als auch die geistige Entwicklung betreffen. Oft liegen Störungen des Knochenwachstums vor (Längenwachstum, Anomalien des Skelettapparates). Sie zeigen sich in Unterschieden zum Durchschnittsniveau: Die betroffenen Kinder sind kleiner, haben ein schwach ausgeprägtes Knochengewebe und sind allgemein körperlich schwächer.

Behandlung:
- Dieses Schema 6 Wochen lang: 14 Tage Calcium phosphoricum D3 (Nr. 2), dann 14 Tage Calcium phosphoricum (Nr. 2) in D6, anschließend 14 Tage Silicea D6 (Nr. 11), von jedem Salz 1 bis 2 Tabletten täglich.

Infektionskrankheiten

Allgemeines und Symptome: Die typischen Kinderkrankheiten wie Masern, Röteln, Windpocken, Scharlach und Mumps treten heute aufgrund der umfassenden Impfungen immer seltener auf. Frühere Generationen, die alle Kinderkrankheiten durchgemacht haben und deren Immunsystem dadurch trainiert wurde, waren längst nicht so anfällig, wie es Kinder und Jugendliche von heute sind, die an Haut- und Atemwegsallergien und häufigen grippalen Infekten leiden. Nicht zuletzt hängt die Abwehrschwäche mit den massiven Antibiotika-Therapien zusammen, die Kinder heute schon bei den geringsten Anzeichen einer Erkältung verordnet bekommen. Erkranken Kinder an Infektionen, ist eine biochemische Begleitbehandlung immer von Nutzen. Begleitende Maßnahmen wie Kneipp-Wickel, vitalstoffreiche Nahrung statt Fast Food und alte Hausmittel helfen oft, den Zustand wieder zu stabilisieren.

Behandlung: Die Antlitzzeichen sind bei Kindern oft deutlicher sichtbar als bei Erwachsenen, sie klingen nach der Heilung schnell wieder ab (→ Ferrum phosphoricum Seite 24 und Kalium chloratum Seite 27). Zur Unterstützung der ärztlichen Therapie:
- Entzündungsschema (→ Seite 50);
- bei Röteln, Masern, Mumps, Diphtherie, Scharlach: Ferrum phosphoricum D12 (Nr. 3) und Kalium chloratum D6 (Nr. 4);
- bei Windpocken: Kalium phosphoricum D6 (Nr. 5) und Natrium chloratum D6 (Nr. 8); Natrium phosphoricum D6 (Nr. 9);
- bei Juckreiz zusätzlich: Magnesium phosphoricum D6 (Nr. 7).

MANDELVERGRÖSSERUNG, MANDELWUCHERUNG (TONSILLENHYPERTROPHIE)

Zum HNO-Arzt bei vergrößerten Mandeln

Allgemeines und Symptome: Die sichtbaren Gaumenmandeln im Schlund können sich bei immer wiederkehrenden Entzündungen vernarbend und zerklüftend vergrößern; dies kann so weit fortschreiten, dass sie die Atemwege verlegen. Bei sehr großen Mandeln mit häufigen Entzündungen und bei Schluckproblemen kommt man um eine operative Entfernung nicht herum.

Behandlung: Calcium carbonicum D6 (Nr. 22) im Wechsel mit Kalium chloratum D6 (Nr. 4).

MILCHSCHORF (CRUSTA LACTEA)

Allgemeines und Symptome: Es handelt sich um ein Säuglingsekzem mit kleinschuppiger Rötung an Wangen, Ausbreitung auf Hals und behaarten Kopf, Juckreiz und Nässen. Die Ursache ist unbekannt, es wird bezeichnet als »erblich bedingt«. Heute wird Milchschorf als Frühform der Neurodermitis klassifiziert.

Aus biochemischer Sicht: Unverträglichkeit von Milchsäure; allgemeiner Überschuss an Säure im Gewebe, nach Dr. Feichtinger: Harnsäure-Stoffwechselstörung.

Behandlung:
- Calcium carbonicum D6 (Nr. 22) und Ferrum phosphoricum D12 (Nr. 3) im Wechsel (Ferrum phosphoricum kann auch 1- bis 2-stündlich gegeben werden);
- wenn das nicht hilft: Natrium phosphoricum D6 (Nr. 9) und Salbe Nr. 10.

Unterstützende Maßnahmen
Arzt/Heilpraktiker: Aufbau der Darmflora.

MILCHUNVERTRÄGLICHKEIT (LACTIS-INTOLERANZ)

Allgemeines und Symptome: Säuglinge können sowohl Muttermilch als auch Kuhmilch nicht vertragen. Häufig sind Blähungen und Durchfälle.

Aus biochemischer Sicht: Mangel an Natriumphosphat und dadurch Verdauungsstörungen der Milchsäure.

Behandlung:
- Bei säuerlich riechenden Durchfällen: Natrium phosphoricum D6 (Nr. 9);
- bei genereller Milchunverträglichkeit: Calcium carbonicum D6 (Nr. 22).

PSEUDOKRUPP (PSEUDOCROUP)

Allgemeines und Symptome: Der Pseudokrupp ist eine bei Kleinkindern, vor allem nachts plötzlich auftretende Kehlkopfentzündung mit Schwellung der Schleimhäute. Auffälliges Symptom ist ein tief tönender bellender Husten.

Behandlung:
- Im akuten Fall, bis zum Eintreffen des Arztes: Kalium chloratum D6 (Nr. 4), 5 Tabletten in heißem Wasser auflösen, jeden Schluck eine Weile im Mund behalten.
- Wenn dies nicht zum Erfolg führt, vor allem, wenn der Husten krampfartig ist: Magnesium phosphoricum D6 (Nr. 7) als »Heiße Sieben« (→ Seite 63).

Unterstützende Maßnahmen
Selbst: Für Befeuchtung des Raumes sorgen, beispielsweise die Dusche laufen lassen, einen Topf mit Wasser auf dem Herd zum Kochen bringen; vor allem beruhigend auf das Kind einwirken.

SCHLUCKAUF (SINGULTUS)

Allgemeines und Symptome: Der Schluckauf kommt zustande durch willentlich nicht gesteuertes rasches Zusammenziehen des Zwerchfells bei gleichzeitigem Verschließen der Stimmritze, er ist meist vorübergehend und ungefährlich.

Behandlung:
- Bei krampfartigem Schluckauf: Kalium bromatum D12 (Nr. 14);
- bei heftigem Schluckauf: Magnesium phosphoricum D6 (Nr. 7) als »Heiße Sieben« (→ Seite 63).

SCHWÄCHE, ANTRIEBSLOSIGKEIT (ADYNAMIE)

Allgemeines und Symptome: Körperliche und nervliche Schwäche tritt bei Kindern häufig nach durchgemachten Krankheiten auf.

Behandlung:
- Bei geistiger, nervlicher und körperlicher Erschöpfung: Kalium phosphoricum D6 (Nr. 5);
- bei körperlicher Schwäche nach Krankheiten und allgemein nervlicher Schwäche: Calcium phosphoricum D2 (Nr. 2).

WACHSTUMSSCHMERZEN

Allgemeines und Symptome: Der Begriff Wachstumsschmerzen ist eine klinische Bezeichnung für bevorzugt an den unteren Extremitäten (Beine) bei Kindern und Jugendlichen auftretende nächtliche Schmerzen, ohne dass eine krankhafte Veränderung vorliegt.
Die Medizin geht davon aus, dass die Schmerzen durch Überlastung der Epiphysenzonen (Gelenkenden eines Röhrenknochens) bei Wachstumsschüben entstehen. Bei Einschränkung der Belastung gehen die Schmerzen meist zurück.

Aus biochemischer Sicht: Störung des Knochenwachstums aufgrund eines Mangels an Kalziumphosphat.

Behandlung:
- Calcium phosphoricum D6 (Nr. 2); abends an den Beinen Salbe Nr. 2 einmassieren.

WINDELAUSSCHLAG (WINDELDERMATITIS)
Zum Arzt/Heilpraktiker bei starker Entzündung

Allgemeines und Symptome: Durch den Reiz von Urin und Stuhl beim Tragen von Windeln kann sich die empfindliche Kinderhaut am Gesäß entzünden, aufplatzen und bluten.

Behandlung: Calcium carbonicum D6 (Nr. 22) und Salbe Nr. 8.

Unterstützende Maßnahmen
Selbst: Waschungen mit milder Babyseife; auch Einreibungen mit Muttermilch haben sich als wirksam erwiesen.

ZAHNEN (DENTITION) *Zum Arzt bei Fieber und Krämpfen*

Allgemeines und Symptome: Zwischen dem 6. und 30. Lebensmonat vollzieht sich bei Säuglingen/Kleinkindern der Zahndurchbruch. Dabei können Fieber, Schmerzen, Krämpfe, Essunlust und Unruhe auftreten. Die Beschwerden sind unterschiedlich stark ausgeprägt, überdies geht bei manchen Kindern das Zahnen sehr langsam vor sich.

Behandlung:
- Bei Krämpfen und um den Zahndurchbruch zu unterstützen: Calcium phosphoricum D6 (Nr. 2), 2- bis 3-mal täglich 1 Tablette verrühren, den Brei auf den Schnuller streichen, bis zur Besserung;
- bei Krämpfen, die auf Calcium phosphoricum (Nr. 2) nicht reagieren: Magnesium phosphoricum D6 (Nr. 7);
- bei leichtem Fieber während des Zahnens: Ferrum phosphoricum D12 (Nr. 3);
- bei Zahnen mit Durchfall: Ferrum phosphoricum D12 (Nr. 3) und Calcium phosphoricum D6 (Nr. 2) im Wechsel;
- bei zu langsamem Zahnen: Calcium fluoratum D12 (Nr. 1).

KRÄMPFE UND KOLIKEN *Bei starken Krämpfen zum Arzt*

Allgemeines: Die Behandlung der meisten Krampferscheinungen verläuft ähnlich; sie ist hier zusammengefasst. Krämpfe sind ein Symptom verschiedener Erkrankungen und Störungen, zum Beispiel Bronchialasthma (Bronchospasmus), Magen-Darm-Entzündungen, Menstruationsbeschwerden (Uteruskrämpfe), Muskelkrämpfe durch Flüssigkeitsverlust, nach körperlicher Belastung und Durchblutungsstörungen, Zahnungskrämpfe bei Kleinkindern, Herzenge durch Verengung der Gefäße und schlechte Sauerstoffversorgung. Auch Koliken (Nierenkolik, Gallenkolik) zählen zu den Krämpfen.

Aus biochemischer Sicht: Mangelerscheinung und Verteilungsstörung der für Muskeln wichtigen Salze Calcium phosphoricum (Nr. 2), Kalium phosphoricum (Nr. 5) und Magnesium phosphoricum (Nr. 7). Dadurch Störung der Impulsübertragung von Nerv zu Muskel. Erfolgen die Impulse unkontrolliert in rascher Folge, treten Krämpfe der Muskulatur auf, zum Beispiel in den Extremitäten, im Darm, in der Lunge.

Behandlung:
- Das Krampfmittel: Magnesium phosphoricum D6 (Nr. 7) als »Heiße Sieben« (→ Seite 63), vor allem bei Krämpfen der glatten Muskulatur an inneren Organen wie Magen, Darm, Harnblase, Gallengängen, Gebärmutter (bei Menstruationsbeschwerden) und Blutgefäßen (zum Beispiel Migräne); alternativ Calcium carbonicum D6 (Nr. 22).
- Für die willkürliche, quer gestreifte Muskulatur (beispielsweise bei Wadenkrämpfen): Magnesium phosphoricum D6 (Nr. 7); Calcium phosphoricum D6 (Nr. 2) wirkt jedoch manchmal schneller.
- Bei Gefäßkrämpfen (zum Beispiel Migräne): Cuprum arsenicosum D6 (Nr. 19);
- bei harmlosen Krämpfen in Verbindung mit anderen Erkrankungen: Kalium arsenicosum D6 (Nr. 13).
- Bei Muskelkrämpfen nach Überanstrengung (Schreibkrampf, Finger- und Wadenkrampf): Kalium phosphoricum D6 (Nr. 5).

Unterstützende Maßnahmen
Selbst: Einreibung mit Salbe Nr. 7, auch feuchtheiße Umschläge damit, darüber eine Wärmflasche (→ Seite 66); Unisol-Bestrahlung (→ Seite 185), Schiele-Fußbäder (→ Seite 67).

MAGEN, DARM UND SPEISERÖHRE

ANALRISSE (AFTERFISSUREN)
→ Haut Seite 112.

APPETITLOSIGKEIT (INAPPETENZ)

Allgemeines und Symptome: Appetitlosigkeit ist das fehlende Verlangen nach Nahrung, sie kann nach Krankheiten auftreten und bei psychischen Störungen als Begleitsymptom.

Behandlung:
- Natrium chloratum D6 (Nr. 8);
- bei Kindern auch: Calcium phosphoricum D6 (Nr. 2);
- bei Appetitlosigkeit nach Krankheiten: Ferrum phosphoricum D6 (Nr. 3).

BAUCHSPEICHELDRÜSENSCHWÄCHE (EXOKRINE PANKREASINSUFFIZIENZ)

Allgemeines und Symptome: Eine ungenügende Absonderung von Bauchspeichel (Pankreassaft) führt zu Verdauungsbeschwerden, als deren Folgen Störungen der Fettverdauung, der Aufspaltung von Nahrungsstoffen, der Spaltung von Zuckern und Eiweißen auftreten; sie kommt meist bei chronischen Entzündungen vor. Es gibt auch eine latente Schwäche, die Blähungen, Völlegefühl und Windabgang bedingen kann. Der Bauchspeichel enthält unter anderem die Enzyme Amylase, Trypsin und Lipase – wird nicht genügend davon produziert, kommt es zu Verdauungsstörungen.
Im Labor kann die Pankreaselastase bestimmt werden, ist sie zu niedrig, müssen Enzyme zugeführt werden.

Behandlung: Natrium sulfuricum D6 (Nr. 10) und Natrium bicarbonicum D6 (Nr. 23), $1/2$ Stunde vor dem Essen je 3 bis 5 Tabletten als »Heiße Sieben« (→ Seite 63).

BLÄHUNGEN UND WINDE (METEORISMUS, FLATULENZ)

Allgemeines und Symptome: Völlegefühl, Windabgang und Blähungen treten bei Störungen der Darmflora auf, bei einseitiger Kost, bei Verzehr von tierischem Eiweiß nach 15 Uhr, bei Gärungs- und Fäulnisprozessen (blähende Lebensmittel wie Gemüse, Getreide, kohlensäurehaltige Getränke, Nahrungsmittelzusätze wie Inosit und Sorbit), bei Störungen der Eiweißverdauung durch Zersetzungsprodukte, die wiederum die Darmflora schädigen können; bei Nahrungsmittelallergien, zu schnellem Essen (Luftschlucken), bei Darmpilzen und mangelhafter Absonderung von Darmsekreten.
Treten Atemnot infolge Zwerchfellhochstand, Herzbeschwerden durch Aufblähung und Völlegefühl zusammen auf, spricht man vom Roemheld-Syndrom, Schwellungen der Finger und Augenlider können hinzukommen.

Aus biochemischer Sicht: Erhöhter Bedarf und Mangel an Kaliumphosphat – der Darm kann auf Fäulnisherde nicht angemessen reagieren; Störungen der Fettverstoffwechselung (Verseifung von Nahrungsfetten) infolge eines Mangels an Natriumphosphat; Störung der Bauchspeicheldrüsentätigkeit mit mangelhafter Absonderung von Bauchspeichel (Pankreassaft).

Behandlung:
- Natrium phosphoricum D6 (Nr. 9), bei akuten Beschwerden als »Heiße Sieben« (→ Seite 63) vor dem Schlafengehen und nach dem Aufstehen; auch Silicea D6 als »Heiße Sieben«;
- bei Druck im Bauchbereich mit Völlegefühl und gelb-schleimiger Zunge: Kalium sulfuricum D6 (Nr. 6), häufige Gaben;
- bei Bauchschmerzen mit Aufstoßen und Blähungskoliken von Kleinkindern: Magnesium phosphoricum D6 (Nr. 7) als »Heiße Sieben« (→ Seite 63);
- bei übel riechenden Winden: Kalium phosphoricum D6 (Nr. 5);
- bei sauer riechenden Durchfällen: Natrium phosphoricum D6 (Nr. 9);
- bei Schmerzen im Unterbauch, wenn Winde nicht abgehen: Natrium sulfuricum D6 (Nr. 10) als »Heiße Sieben« (→ Seite 63);
- bei Blähungen mit Krampfgefühl: Lithium chloratum D6 (Nr. 16);
- bei Blähungen, verbunden mit allgemeinen Verdauungsstörungen: Manganum sulfuricum D6 (Nr. 17).

Unterstützende Maßnahmen
Selbst: Bewegung (Wandern, Radfahren); Schiele-Fußbäder (→ Seite 67); Wermut-Tee ($1/2$ Teelöffel auf 1 Tasse, mit heißem Wasser übergießen, 5 Minuten ziehen lassen, 1 Tasse täglich), Bitterstoffe in der Nahrung. Nach üppigem Abendessen: 1 Teelöffel Natron auf 1 Glas warmes Wasser, langsam trinken. Abends wenig essen! Zum Essen Zeit nehmen, gut kauen (ideal: 30- bis 50-mal pro Bissen).
Arzt/Heilpraktiker: Untersuchung des Stuhls auf Pilze/pathogene Bakterien und entsprechende Behandlung (Aufbau der natürlichen Darmflora; Hydro-Colon-Therapie zur Darmreinigung, → Seite 179).

DURCHFALL (DIARRHÖ)

Allgemeines und Symptome: Werden mehr als drei nicht geformte, wässrige Stühle pro Tag entleert, spricht man von Durchfall. Ursache können Infektionen des Magen-Darm-Traktes (durch Bakterien, Viren, Pilze), Medikamente, Nahrungsmittelallergien, Laktose-Intoleranz (Unverträglichkeit von Milchzucker), entzündliche Darmerkrankungen und psychische Labilität sein.

Aus biochemischer Sicht: Auch Störung der Wasserresorption im Dünndarm; Mangel an Natrium chloratum (Nr. 8). Mangel an Eisenphosphat in den Muskelfasern der Darmzotten.

Behandlung:
- Bei Durchfall mit übel riechendem Stuhl: Kalium phosphoricum D6 (Nr. 5);
- bei wässrig-schleimigem Durchfall: Natrium chloratum D6 (Nr. 8), anfangs häufige Gaben (alle paar Minuten);
- bei morgendlichem Durchfall nach dem Frühstück und gelblich-wässrigem Durchfall: Natrium sulfuricum D6 (Nr. 10);
- bei Durchfall infolge Erregung, Ängstlichkeit (wie vor einer Reise): Kalium phosphoricum D6 (Nr. 5);
- bei Durchfall mit Bauchkrämpfen: Magnesium phosphoricum D6 (Nr. 7);
- bei säuerlich riechenden Durchfällen: Natrium phosphoricum D6 (Nr. 9).
- wenn Signaturen von Ferrum phosphoricum (Nr. 3) vorliegen (→ Seite 26) und bei beginnendem Reisedurchfall: Ferrum phosphoricum D12 (Nr. 3) einnehmen.

ENTZÜNDUNGEN AN MAGEN-DARM (GASTROENTERITIS), DICKDARMSCHLEIMHAUT (COLITIS), DÜNNDARMSCHLEIMHAUT (ENTERITIS), MAGENSCHLEIMHAUT (GASTRITIS) UND DES GESCHWÜRIGEN DICKDARMS (COLITIS ULCEROSA) SOWIE MORBUS CROHN UND REIZDARM (COLON IRRITABILE)

Allgemeines und Symptome: Übelkeit, Erbrechen, Bauchschmerzen (Ober-, Mittel- und Unterbauch), Durchfall. Ursachen: üppige Mahlzeiten, verdorbene Speisen und Getränke, bakterielle Infektionen, Ärger, Stress (psychische Belastung), Darmpilze (Candida und andere), Medikamente (zum Beispiel Schmerzmittel), Besiedlung des Magens mit Helicobacter-Keimen (Stäbchenbakterien). Bei Schmerzen im rechten Unterbauch muss an eine Appendizitis gedacht werden, also eine Entzündung des Wurmfortsatzes (fälschlicherweise als Blinddarm bezeichnet). Andere Ursachen sind chronisch entzündliche Darmerkrankungen wie Colitis ulcerosa und Morbus Crohn. Das Anthroposkop erlaubt eine genaue Beurteilung des Schweregrades einer Entzündung (→ Seite 178).
Der Reizdarm, eine Anfälligkeit des Dickdarms, kann nach Entzündungen entstehen, bei Allergien auftreten oder psychisch bedingt sein. Symptome sind Schmerzen, Völlegefühl, Blähungen, Durchfall/Verstopfung.

Aus biochemischer Sicht: Fehlen von Kaliumchlorid (Schleimhautmittel), Überschuss an Magensäure, Mangel an Kaliumphosphat.

Aus ganzheitlicher Sicht: Helicobacter-Keime befinden sich bei 70 % der Bevölkerung im Magen, bis heute ist nicht eindeutig geklärt, ob sie wirklich die Verursacher von chronischen Schleimhautentzündungen und Geschwüren sind, selbst wenn dies oft behauptet wird. Erkrankungen können auch Folge von Störungen der Darmflora sein, wenn nach Antibiotika-Therapie keine Sanierung mit physiologischen Darmkeimen durchgeführt wurde.

Behandlung:
- Entzündungsschema (→ Seite 50); zusätzlich:
- Bei weißem Zungenbelag: Kalium chloratum D6 (Nr. 4); mit körperlicher Schwäche: Kalium phosphoricum D6 (Nr. 5);
- bei krampfhaften Beschwerden: Magnesium phosphoricum D6 (Nr. 7);
- bei Erbrechen von hell-klarem Schleim: Natrium chloratum D6 (Nr. 8);
- bei Colitis ulcerosa zur Unterstützung der ärztlichen oder heilpraktischen Therapie: Silicea D12 (Nr. 11);
- bei chronischer Magenübersäuerung mit Entzündung: Natrium chloratum D6 (Nr. 8) im Wechsel mit Natrium phosphoricum D6 (Nr. 9);
- bei Schmerzen im Magen-Darm-Bereich: Magnesium phosphoricum D6 (Nr. 7);
- bei Gastritis, die sich durch Nahrungsaufnahme bessert, und bei Gastritis mit Nüchternschmerz: Natrium chloratum D6 (Nr. 8);
- bei hartnäckigen Magen-Darm Beschwerden: 2 bis 4 Wochen lang morgens Kalium chloratum D6 (Nr. 4), mittags Natrium sulfuricum D6 (Nr. 10), abends Natrium phosphoricum D6 (Nr. 9), von jedem Salz 2 bis 4 Tabletten täglich.

Unterstützende Maßnahmen

Selbst bei Gastritis: Es kann bereits helfen, nach 15 Uhr kein tierisches Eiweiß (Fleisch, Käse) mehr zu verzehren.

Selbst bei Gastritis und Colitis: Kartoffelsaft-Kuren (in Apotheken, Reformhäusern, nach Packungsanleitung durchführen), Wärmflasche, feuchtheiße Umschläge (→ Seite 67) mit Salbe Nr. 7, Unisol-Bestrahlung (→ Seite 185); Schiele-Fußbäder (→ Seite 67).

Arzt/Heilpraktiker bei Gastritis und Colitis: Hochfrequenzbestrahlung (→ Seite 181); bei immer wiederkehrenden Beschwerden: Brustwirbelkörper (6/7) auf Fehlstellung überprüfen und

korrigieren; spagyrische Eigenblut- und Eigenurintherapie (Dote, → Seite 185).
Therapeut bei *Colitis ulcerosa* und *Morbus Crohn*: Oft sind Konflikterlebnisse die Auslöser.
Therapeut bei *Reizdarm*: Eine begleitende Psychotherapie (Verhaltenstherapie nach Ellis, → Seite 184) hat sich bewährt.

MAGENSÄUREMANGEL
(ACHLORHYDRIE, ANAZIDITÄT, HYPOCHLORHYDRIE)

Allgemeines und Symptome: Das Fehlen von freier Salzsäure im Magensaft kann im Greisenalter oder bei chronischer Magenschleimhautentzündung (Gastritis) bei Rückbildung des Schleimhautgewebes entstehen; tritt auch als Frühsymptom bei Blutarmut (Anämie) auf.
Aus biochemischer Sicht: Mangel an Natriumchlorid- und Eisenphosphat-Ionen oder Molekülverteilungsstörung.
Behandlung: Natrium chloratum D6 (Nr. 8), auch im Wechsel mit Ferrum phosphoricum D6 (Nr. 3).

SODBRENNEN (PYROSIS)

Allgemeines und Symptome: Brennen und Schmerzen hinter dem Brustbein, auch saures Aufstoßen kennzeichnen das Sodbrennen. Die Magensäure fließt in die Speiseröhre zurück und reizt deren Schleimhäute. Verschiedene Speisen und Getränke (Süßigkeiten, Alkohol, Fruchtsäfte) können Sodbrennen provozieren.
Aus biochemischer Sicht: Störung der Säuresekretion im Magen; Schwäche des Magenmundes; Mangel an Natriumsalzen.
Behandlung:
- Bei akuten Beschwerden durch aufsteigende Säure: Natrium phosphoricum D6 (Nr. 9) oder Natrium bicarbonicum D6 (Nr. 23), 4- bis 12-mal täglich 1 Tablette;
- bei gleichzeitigem Trockenheitsgefühl im Rachen: Natrium chloratum D6 (Nr. 8);
- zur Abheilung der angegriffenen Schleimhaut: bei weißlichem Zungenbelag Kalium chloratum D6 (Nr. 4), bei gelblichem Zungenbelag Kalium sulfuricum D6 (Nr. 6);
- bei Schwäche des Magenmundes (wenn festgestellt bei einer Magenspiegelung): Kalium phosphoricum D6 (Nr. 5);

- bei chronischem Sodbrennen: 3 Wochen lang morgens Magnesium phosphoricum D6 (Nr. 7), vormittags Natrium phosphoricum D6 (Nr. 9), nachmittags Natrium sulfuricum D6 (Nr. 10), abends Silicea D6 (Nr. 11); vor dem Schlafengehen Calcium phosphoricum D6 (Nr. 2), von jedem Salz 2 Tabletten täglich.

Unterstützende Maßnahmen
Selbst: Basisches Heilwasser, Kuren mit Kristallsalz-Sole (→ Seite 32 und 67).

VERDAUUNGSSTÖRUNGEN (DYSPEPSIE)

Allgemeines und Symptome: Durchfall, Stuhlverstopfung, Blähungen, Völlegefühl und Winde zählen zu den Verdauungsstörungen.

Aus biochemischer Sicht: Oft Mangel an Natrium sulfuricum (Nr. 10) und Natrium phosphoricum (Nr. 9).

Behandlung: Bei Verdauungsstörungen mit Blähungen, Fäulnisbildung, Gasen: Kalium phosphoricum D6 (Nr. 5) im Wechsel mit Natrium sulfuricum D6 (Nr. 10) und Calcium sulfuratum D6 (Nr. 18).

Unterstützende Maßnahmen
Selbst: Langsam essen, gut kauen; ballaststoffreiche Nahrung.
Arzt/Heilpraktiker: Aufbau der Darmflora (→ Seite 179).

VERSTOPFUNG (OBSTIPATION)

Allgemeines und Symptome: In der Mehrzahl der Fälle resultiert Stuhlverstopfung aus Bewegungsmangel bei meist sitzender Lebensweise, einseitiger Ernährung ohne Ballaststoffe, Verzehr von »stopfenden« Getränken und Speisen (Schwarztee, Schokolade) oder ist Begleitsymptom anderer Darmerkrankungen.

Aus biochemischer Sicht: Störung der Darmperistaltik (rhythmische Darmbewegung) durch Mangel an Eisenphosphat in den Muskelfasern des Darmrohres. Trockenheit der Darmschleimhäute und mangelnde Sekretabsonderung (Mucin) bei Mangel an Natriumchlorid.

Behandlung:
- Natrium sulfuricum D6 (Nr. 10) ist das Basismittel; auch Natrium chloratum D6 (Nr. 8), wenn der Stuhl trocken aussieht;
- bei nervöser Verstopfung in fremder/anderer Umgebung oder bei einer Reise: Kalium phosphoricum D6 (Nr. 5);
- bei chronischer Verstopfung: Silicea D6 (Nr. 11) im Wechsel mit Natrium chloratum D12 (Nr. 8);

- bei erschlafftem Darm und geringer Darmperistaltik: Kalium Aluminium sulfuricum D6 (Nr. 20), alternativ Ferrum phosphoricum D3 (Nr. 3).

Unterstützende Maßnahmen
Selbst: Schiele-Fußbäder (→ Seite 67), regelmäßige Bewegung, stopfende Nahrungsmittel (Schokolade, Schwarztee) meiden; nüchtern 1 Glas lauwarmes oder kaltes Wasser trinken; Einlauf (→ Seite 55); ballaststoffreiche Nahrung (Müsli, Vollkornbrot), Indischer Flohsamen (Apotheke) zur Verbesserung der Darmtätigkeit (Peristaltik) oder Lactulose, ein synthetischer Zucker, der vom Körper nicht aufgenommen wird, lediglich die Darmbakterien können ihn verstoffwechseln, dadurch vermehren sie sich und bauen Fäulnisprodukte wie Ammoniak ab.
Arzt/Heilpraktiker: Hydro-Colon-Therapie (→ Seite 179).

MUND UND LIPPEN

BLÄSCHENAUSSCHLAG (HERPES SIMPLEX LABIALIS)
Zum Arzt bei Bläschenausschlag an den Augen

Allgemeines und Symptome: Herpesbläschen sind Ausdruck einer Infektion mit den weit verbreiteten Herpesviren, sie können Schleimhaut, Haut und Bindehaut infizieren. Bei Kontakt mit dem Bläscheninhalt besteht Ansteckungsgefahr.

Behandlung:
- Bei harmlosen Lippenbläschen und bei Bläschen mit gelblich-wässrigem Inhalt: Kalium chloratum D6 (Nr. 4) und Salbe Nr. 4;
- bei Bläschen mit dunkelgelbem Inhalt: Natrium sulfuricum D6 (Nr. 10) und Salbe Nr. 10;
- bei Bläschen mit dicklich-gelbem Inhalt: Natrium phosphoricum D6 (Nr. 9) und Salbe Nr. 9;
- bei Neigung zu häufigem Herpesausschlag und bei Bläschen mit klarem Inhalt: Natrium chloratum D6 (Nr. 8) und Salbe Nr. 8.
- Bei Bläschenausschlägen anderer Ursache (kein Herpes) gelten diese Behandlungsempfehlungen ebenfalls.

Unterstützende Maßnahmen
Selbst: Bei den ersten Symptomen kann das Abtupfen mit Salbei-Tee (1 gehäufter Teelöffel Blätter mit 1 Tasse heißem Wasser übergießen, 10 Minuten ziehen lassen) weitere Erleichterung verschaffen.
Arzt/Heilpraktiker: Bei Anfälligkeit für Lippenbläschen: spagyrische Therapie aus Eigenblut und Eigenurin (→ Seite 185).

Körperliche Beschwerden von A – Z

LIPPEN, TROCKENE (CHEILOSIS) -> 1 | M | 21

Allgemeines und Symptome: Die Lippen enthalten über 50% Wasser, jedes Prozent weniger ist durch Trockenheit sichtbar. Klimatische und Witterungseinflüsse können dazu beitragen, dass die Lippen austrocknen, aufplatzen und sich entzünden. Werden ständig Fettstoffe verwendet, bessert sich das Leiden nicht, weil der gestörte Feuchtigkeitshaushalt so nicht reguliert wird!

Aus biochemischer Sicht: Mangel an Natriumchlorid- und Kalziumfluorid-Ionen, dadurch Störung der Feuchtigkeitsbildung und Verhärtung des Schleimhautüberganges.

Behandlung:
- Bei rissigen, aufgesprungenen und wunden Lippen: am ersten Tag Salbe Nr. 3 auftragen, in der ersten Stunde viertelstündlich, in der zweiten halbstündlich, bis zum Abend 1- bis 2-stündlich; innerlich Natrium chloratum D6 (Nr. 8);
- sind die Beschwerden chronisch: Natrium chloratum D6 (Nr. 8) und die Salbe Nr. 1.
- Wichtig: Salben generell bei trockenen Lippen nicht zu lange anwenden, da sich das Problem dadurch nicht löst.

Unterstützende Maßnahmen
Selbst: Falls Sie mit den Salzen keinen Erfolg haben sollten, über Nacht etwas Honig auf die Lippen streichen.

MUNDSCHLEIMHAUTENTZÜNDUNG (APHTHEN, SOOR)

Allgemeines und Symptome: Mundschleimhautgeschwüre und -entzündungen können Ausdruck einer allergischen Reaktion sein, zum Beispiel auf Nahrungsmittel, eine Belastung oder Reaktion auf Zahnmetalle (beispielsweise Amalgam-Plomben) anzeigen, durch winzige Verletzungen der Mundschleimhaut (scharfkantige Nahrungsteile) zustande kommen oder durch Candida-Pilze ausgelöst werden (Soor). Aphthen sind schmerzhaft.

Behandlung:
- Aphthen, weißlich: Kalium chloratum D6 (Nr. 4);
- Aphthen, gelblich: Natrium phosphoricum D6 (Nr. 9), alternativ Natrium sulfuricum D6 (Nr. 10);
- mit hellrotem Rand: Kalium phosphoricum D6 (Nr. 5);
- bei häufig wiederkehrenden Aphthen: Immun-Kur (→ Seite 56).

Unterstützende Maßnahmen
Arzt/Heilpraktiker: Hochfrequenztherapie (→ Seite 181).

MUNDWINKELEINRISSE
(MUNDWINKELRHAGADEN, PERLÈCHE)

Allgemeines und Symptome: Mundwinkelrhagaden können bei Speichelfluss, Trockenheit, Candida-, Bakterien- und Herpesviren-Infektionen sowie Vitamin B_2-Mangel entstehen oder sind Begleitsymptom von Diabetes mellitus, Eisenmangel, Anämie.

Behandlung:
- Rhagaden bei trockenen Lippen: Natrium chloratum D6 (Nr. 8);
- bei Entzündung, Einrissen: Ferrum phosphoricum D12 (Nr. 3);
- in beiden Fällen auch die Salben.

Unterstützende Maßnahmen
Arzt/Heilpraktiker: Vitamin B-Injektionen.

NERVEN

NÄCHTLICHE ARMSCHMERZEN MIT KRIBBELN UND TAUBHEITSGEFÜHL (BRACHIALGIA PARAESTHETICA NOCTURNA)

Allgemeines und Symptome: Nächtliche Armschmerzen und Missempfindungen können ohne erkennbaren Grund auftreten oder als Beschwerden beim Karpaltunnel-Syndrom (→ Seite 147). Nervliche Einengungen bei Lageveränderungen und Durchblutungsstörungen sind mögliche Ursachen.

Behandlung:
- Ferrum phosphoricum D6 (Nr. 3) und Salbe Nr. 3 vor dem Schlafengehen;
- bei starken Schmerzen auch: Magnesium phosphoricum D6 (Nr. 7) als »Heiße Sieben« (→ Seite 63).

Unterstützende Maßnahmen
Selbst: Schiele-Handbäder (→ Seite 69) vor dem Schlafengehen.

ISCHIASSCHMERZ (ISCHIALGIE)

Allgemeines und Symptome: Mit Ischiasschmerz ist das Ischiassyndrom gemeint – Schmerzen im Versorgungsgebiet des Ischiasnervs (untere Lendenwirbelsäule bis zum Fuß). Die Schmerzen können spontan oder nach Belastung auftreten und sind häufig Folge einer Störung der Lendenwirbel (Fehlstellung). Sie kommen auch bei Bandscheibenvorfällen, Randzackenbildung am Wirbel, bei Entzündung des Nervs (zum Beispiel bei Zuckerkrankheit)

oder bei Vergiftungen vor (Alkohol, Blei). Ausfallserscheinungen der Nerven und Reflexe sowie Muskelhartspann können auftreten.
Behandlung: Das Ischias-Schema.

> ### ISCHIAS-SCHEMA
> Morgens Ferrum phosphoricum D12 (Nr. 3); mittags Kalium phosphoricum D6 (Nr. 5); abends Magnesium phosphoricum D6 (Nr. 7); von jedem Salz täglich 5 Tabletten, in heißem Wasser auflösen, langsam trinken.

- Bei chronischen Beschwerden zusätzlich oder zwischendurch: Calcium carbonicum D6 (Nr. 22).

Unterstützende Maßnahmen
Selbst: Schiele-Fußbäder (→ Seite 69); Unisol-Bestrahlung (→ Seite 185).
Arzt/Heilpraktiker: Bei Muskelhartspann: Schröpfkopftherapie (→ Seite 184). Neuraltherapie (→ Seite 183); manuelle Wirbelsäulentherapie, zum Beispiel nach Dorn (→ Seite 185).

KARPALTUNNEL-SYNDROM

Allgemeines und Symptome: Der Karpaltunnel ist eine von einem Band umgebene Mulde an der Innenseite der Handwurzelknochen, durch die Beugesehnen und Mittelarmnerv (Medianusnerv) ziehen. Beim Karpaltunnel-Syndrom handelt es sich um eine mechanisch verursachte Nervenerkrankung, die durch Einengung und Druck auf den Medianusnerv im Karpaltunnel Schmerzen erzeugt. Das Syndrom kann nach Knochenbrüchen sowie bei Verengung des Karpaltunnels durch Entzündungen und Ödeme (Schwellung) auftreten. Die Schmerzen strahlen in Hand und Schulter aus, nachts können Ameisenlaufen und Kältegefühl entstehen; der Daumenballen kann sich zurückbilden.
Behandlung:
- Auch zur Unterstützung der ärztlichen Therapie: Calcium fluoratum D12 (Nr. 1) und Salbe Nr. 1;
- bei Schmerzen: Magnesium phosphoricum D6 (Nr. 7) als »Heiße Sieben« (→ Seite 63).

Unterstützende Maßnahmen
Selbst: Schiele-Handbäder (→ Seite 67).

Arzt/Heilpraktiker: Sanfte Schröpfkopftherapie (→ Seite 184); Petechiale Saugmassage (→ Seite 184); Bioinformative Therapie (→ Seite 179), Neuraltherapie (→ Seite 183).

UNRUHIGE BEINE (RESTLESS LEGS-SYNDROM)

Allgemeines und Symptome: Das Syndrom der unruhigen Beine (Nicht-stillhalten-Können) wurde erstmals 1685 beschrieben und tritt häufiger auf als Migräne. Betroffen sind meist Menschen über 30 Jahre. Als Ursachen werden Vererbung, Rauchen, Bewegungsmangel, Zuckerkrankheit, Eisenmangel, Hormonmangel, Nierenschwäche und Gelenkerkrankungen (Arthritis) diskutiert. Symptome sind Kribbeln, Zuckungen, Ziehen und Brennen in den Beinen, vor allem nach längerem Sitzen (in Bus, Zug, Auto, Flugzeug); auch Wadenkrämpfe. Bei einer schulmedizinischen Therapie bekommen die Patienten Medikamente, die auch bei der Parkinson-Krankheit verordnet werden, mit möglichen Nebenwirkungen wie Schwindel, Angst, Muskelzittern, Atembeschwerden, Hautausschläge, Blutdruckabfall und Krämpfe.

Aus biochemischer Sicht: Verteilungsstörungen und Mangelerscheinungen von Salzen für die Nerven- und Muskelfunktion.

Behandlung: Ferrum phosphoricum D3 (Nr. 3), Magnesium phosphoricum D6 (Nr. 7), Calcium phosphoricum D6 (Nr. 2), Zincum chloratum D6 (Nr. 21), Kalium phosphoricum D6 (Nr. 5) und Kalium bromatum D6 (Nr. 14), von jedem Salz 3 Tabletten morgens in Wasser auflösen, tagsüber schluckweise trinken (→ Seite 20) oder von jedem Salz im Laufe des Tages 2 Tabletten einnehmen.

Unterstützende Maßnahmen
Selbst: Schiele-Fußbäder, auch mit den angegebenen Salzen (→ Seite 67); viel trinken, körperliche Bewegung (Radfahren, Schwimmen). Vitamin B_{12} und Folsäure zur Unterstützung.
Arzt/Heilpraktiker: Hochfrequenzbestrahlung (→ Seite 181), Neuraltherapie (→ Seite 183); Prüfung der Wirbelsäule auf Fehlstellungen.

OPERATIONEN: VORHER UND NACHHER

Allgemeines: Operationen sind manchmal unvermeidlich – Schüßler-Salze können begleitend vor und nach der Operation die Wundheilung verbessern, die Narbenregeneration unterstützen, Narkosemittel ausleiten und den Organismus kräftigen.

Behandlung:

- Zur Vorbereitung von Operationen: Ferrum phosphoricum D6 (Nr. 3) und Kalium chloratum D6 (Nr. 4), 4 Tage vor dem Eingriff mit der Einnahme beginnen;
- zur Nachbehandlung: Kalium chloratum D6 (Nr. 4) und Kalium sulfuricum D6 (Nr. 6), 1 Woche lang in halbtäglichem Wechsel;
- bei Vollnarkose zusätzlich am ersten Tag nach der Operation: Natrium sulfuricum D6 (Nr. 10);
- bei Schwäche nach der Operation: Calcium phosphoricum D6 (Nr. 2);
- bei Schmerzen nach der Operation: Magnesium phosphoricum D6 (Nr. 7).

Spezifische Mittel bei Operationen:

- Bei Eingriffen am Knochen: Calcium phosphoricum D6 (Nr. 2) und Calcium carbonicum D6 (Nr. 22);
- bei Operationen am Gelenk: Silicea D6 (Nr. 11) und Manganum sulfuricum D6 (Nr. 17);
- bei Eingriffen an und Verletzungen von Nerven: Kalium phosphoricum D6 (Nr. 5) und Lithium chloratum D6 (Nr. 16);
- bei Eingriffen an und Verletzungen von Haut und Schleimhaut: Kalium chloratum D6 (Nr. 4), Kalium sulfuricum D6 (Nr. 6) und Zincum chloratum D6 (Nr. 21);
- bei Eingriffen an der Muskulatur: Magnesium phosphoricum D6 (Nr. 7) und Ferrum phosphoricum D6 (Nr. 3).

Unterstützende Maßnahmen

Arzt/Heilpraktiker: Bioinformative Therapie nach Dr. Ludwig mit den Wundheilungs- und Organfrequenzen (→ Seite 179).

PILZE

Allgemeines und Symptome: Pilze, die sich oft im Darm einnisten (auch im Mund und auf der Haut), zählen nicht zur natürlichen Darmflora! Gelegentlich wird fälschlicherweise das Gegenteil behauptet. Sie können den Darm nur besiedeln, wenn seine Bakterienflora nicht intakt ist (wie nach häufigen Antibiotika-Therapien und der Gabe anderer Medikamente), das Abwehrsystem geschwächt ist, chronische Darmerkrankungen bestehen – kurz, wenn der Pilzerkrankung eine Schädigung durch die genannten Faktoren oder durch einseitige Kost (viel Süßigkeiten) vorausgegangen ist. Die meisten Pilze, die im Darm vorkommen, sind

Hefepilze (Candida-Arten), jedoch können sich auch die viel aggressiveren Schimmelpilze (wie Aspergillus flavus, Aspergillus fumigatus) einnisten, auch auf der Haut. Symptome, die auf eine Darmpilzerkrankung hindeuten, sind Blähungen, Winde, Immunschwäche, Kopfschmerzen, Depressionen, Schlafstörungen, Müdigkeit und Schwäche.

Eine Pilzerkrankung muss in jedem Fall von einem Therapeuten behandelt werden; dazu eignen sich Nystatin-Präparate, Schieferöl-Tabletten, Myrrhe- und Wermutextrakte sowie Lactulose (künstlicher Zucker) zur Vermehrung der Milchsäurebakterien, die im Darm die größte Gruppe von »hilfreichen« Bakterien darstellen. Eine Anti-Pilz-Diät ist sinnvoll.

Behandlung:
- Neben der Anti-Pilz-Therapie bei Arzt oder Heilpraktiker: Kalium sulfuricum D6 (Nr. 6) und Natrium sulfuricum D6 (Nr. 10);
- bei Fäulnis im Darm: Kalium phosphoricum D6 (Nr. 5);
- bei Abwehrschwäche: Ferrum phosphoricum D12 (Nr. 3);
- bei Entzündungen der Schleimhaut: Kalium chloratum D6 (Nr. 4);
- bei Pilzerkrankungen von Haut und Nägeln: Calcium fluoratum D12 (Nr. 1) und Salbe Nr. 1, auch Salbenpflaster oder Umschläge (→ Seite 67); auch in Kombination mit Kalium sulfuricum D6 (Nr. 6) und Natrium sulfuricum D6 (Nr. 10). Auch die Salbe Nr. 10 kann im Wechsel mit Salbe Nr. 1 angewandt werden, beispielsweise eine Salbe nachts als Pflaster (→ Seite 67), die andere tagsüber.

Unterstützende Maßnahmen
Selbst: Einläufe, um den Enddarm zu reinigen (→ Seite 55); Wermut-Tee ($1/2$ Teelöffel mit 1 Tasse heißem Wasser übergießen, 5 Minuten ziehen lassen, abseihen, 1 Tasse pro Tag). Bei Hautpilzen: Anregung der Durchblutung durch kalte Kneipp-Güsse (→ Seite 186); bei Nagelpilz: Bäder mit Apfelessig-Wasser, Bürsten unter kaltem Wasser. Äußerlich Propolis-Tinktur; bei hartnäckigen Hautpilzen (so beim Fußpilz) auch Knoblauchpflaster ($1/2$ Zehe zerquetschen, in ein Tuch schlagen, aufbinden).
Arzt/Heilpraktiker: Orthomolekulare Kuren mit Vitaminen, Aminosäuren, Mineralstoffen (→ Seite 183); Hochfrequenzbestrahlung (→ Seite 181); Hydro-Colon-Therapie (→ Seite 179); Aufbau der Darmflora mit Darmkeimen (→ Seite 179).

PROSTATA

ENTZÜNDUNG DER VORSTEHERDRÜSE (PROSTATITIS)
Zum Arzt

Allgemeines und Symptome: Die Prostatitis ist meist eine bakterielle Entzündung durch Keime, die durch die Blase aufsteigen. Es treten Schmerzen im Dammbereich auf und häufiges Harnlassen mit Harndrang.

Behandlung:
- Im Anfangsstadium zur Unterstützung der ärztlichen Therapie: Ferrum phosphoricum D12 (Nr. 3), häufige Gaben; nach 3 Tagen zusätzlich: Kalium chloratum D6 (Nr. 4);
- bei chronischer Entzündung: Silicea D12 (Nr. 11);
- bei Verhärtungen durch Vernarbung (Ultraschalluntersuchung): Calcium fluoratum D12 (Nr. 1) und Salbe Nr. 1, im Dammbereich auftragen.

Unterstützende Maßnahmen
Selbst: Grüner Tee (2 bis 3 Tassen pro Tag); Schiele-Fußbäder (→ Seite 67); Ananas-Enzyme (Apotheke).

GUTARTIGE VERGRÖSSERUNG DER VORSTEHERDRÜSE (PROSTATA-ADENOM)
Zum Arzt

Allgemeines und Symptome: Vom 40. Lebensjahr an verändern sich die Innendrüsen der Prostata, dies führt in 50% der Fälle zu einer gutartigen Vergrößerung (Prostata-Adenom). Die vergrößerte Prostata kann die Harnröhre einengen und das Urinieren erschweren.

Behandlung:
- Zur Unterstützung der ärztlichen/heilpraktischen Therapie: Calcium fluoratum D12 (Nr. 1) und Silicea D12 (Nr. 11) im Wechsel mit Natrium sulfuricum D6 (Nr. 10), von jedem Salz 4 bis 6 Tabletten über den Tag verteilt;
- bei Schmerzen: Magnesium phosphoricum D6 (Nr. 7) als »Heiße Sieben« (→ Seite 63).

Unterstützende Maßnahmen
Selbst: Schiele-Fußbäder (→ Seite 67), Tee vom Kraut des Kleinblütigen Weidenröschens, Epilobium parviflorum (1 gehäufter Teelöffel mit 1 Tasse heißem Wasser übergießen, 10 Minuten ziehen lassen, abseihen, 2 bis 3 Tassen pro Tag).

SCHLAFSTÖRUNGEN

Allgemeines und Symptome: Bei Schlafstörungen wird zwischen Ein- und Durchschlafstörungen unterschieden. Handelt es sich jedoch um nächtelange Schlaflosigkeit (Asomnie), kann ein Schlaflabor weiterhelfen, um die Ursache herauszufinden (zum Beispiel eine seltene Viruserkrankung). Schlafstörungen können nervös bedingt sein, weil einem zum Beispiel bei besonderen Erlebnissen zu viele Gedanken durch den Kopf gehen; sie können auch auftreten bedingt durch Medikamente (Nebenwirkung) oder im Zusammenhang mit Krankheiten. Die Einnahme von Schlaftabletten löst das Problem nicht dauerhaft, weil dies zum Gewöhnungseffekt führt, in vielen Fällen auch zur Abhängigkeit. Setzt man die Schlafmittel ab, ist das Einschlafen anfangs schwieriger, als es zuvor war. Oft hilft es, vor dem Zubettgehen einen Spaziergang zu machen oder ein Schiele-Fußbad (→ Seite 67). Zu berücksichtigen ist, dass der Körper älterer Menschen nur noch ein Schlafbedürfnis von 5 Stunden hat. Interessante Aufschlüsse über organisch bedingte Schlafstörungen erlaubt die Organuhr der chinesischen Medizin (→ Bücher »Schüßler-Salze« Seite 186).

Behandlung:
- Bei Einschlafproblemen aufgrund von Gedankenflut: Magnesium phosphoricum D6 (Nr. 7); wenn das nicht hilft: Kalium phosphoricum D6 (Nr. 5);
- bei Schlafstörungen zwischen 23 und 3 Uhr: Natrium sulfuricum D6 (Nr. 10), vor dem Schlafengehen 5 bis 10 Tabletten als »Heiße Sieben« (→ Seite 63);
- allgemein bei Schlaflosigkeit: Kalium bromatum D6 (Nr. 14);
- bei unruhigem Schlaf mit heftigen Träumen: Calcium carbonicum D6 (Nr. 22).

SCHMERZEN
Zum Arzt/Heilpraktiker

Allgemeines und Symptome: Schmerzen können verschiedene Ursachen haben, meist sind sie, abgesehen von Unfall- und Verletzungsfolgen sowie der echten Migräne, Symptom einer Erkrankung, deren Ursache auf jeden Fall geklärt werden muss. Hormonelle Störungen, Magen-Darm-Erkrankungen (zum Beispiel Darmpilze), Bluthochdruck, Durchblutungsstörungen, Entzündungen, Gelenkleiden, Neuralgien, Erkrankungen der Wirbelsäule und Stoffwechselerkrankungen sind einige der möglichen Ursachen.

Bisher wurde angenommen, dass die Schmerzattacken bei der Migräne botenstoffvermittelt durch krampfhaftes Zusammenziehen von Blutgefäßen im Gehirn ausgelöst werden. Heute geht man aus von einer Gefäßerweiterung sowie entzündlichen Veränderungen im Bereich der schmerzempfindlichen Hirnhäute. Es wird auch von einer beginnenden Erschlaffung der Gefäße gesprochen, die in eine Verkrampfung übergeht. Auch Kopfschmerzen können durch nervale Fehlfunktionen der Blutgefäßmuskulatur (Verengung) entstehen.

Behandlung: Chronische, häufige Kopfschmerzen: Migräne-Schema.

MIGRÄNE-SCHEMA
Kalium phosphoricum D6 (Nr. 5), Magnesium phosphoricum D6 (Nr. 7), Natrium chloratum D6 (Nr. 8), Calcium carbonicum D6 (Nr. 22) und Silicea D12 (Nr. 11), von jedem Salz über den Tag verteilt 2 Tabletten, 2 bis 6 Wochen lang.

- Basismittel bei allen Schmerzzuständen: Magnesium phosphoricum D6 (Nr. 7) als »Heiße Sieben« (→ Seite 63).
- Bei Gelenk- und Knochenschmerzen → Seite 93.

Kopfschmerzen (Zephalgie) lassen sich gut biochemisch beeinflussen, wenn die Begleitsymptome beachtet werden:
- Bei Kopfschmerzen und Migräne: Magnesium phosphoricum D6 (Nr. 7); bei den ersten Symptomen einer Migräneattacke auch: Ferrum phosphoricum D12 (Nr. 3), bei Besserung: Ferrum phosphoricum D3 (Nr. 3);
- bei Kopfschmerzen nach Gehirnerschütterung (Spätfolge): Natrium sulfuricum D6 (Nr. 10);
- bei Kopfschmerzen mit großer Schwäche nach Anstrengung: Kalium phosphoricum D6 (Nr. 5);
- bei Kopfschmerzen mit Kribbeln, Kälte- oder Taubheitsgefühl: Calcium phosphoricum D6 (Nr. 2);
- bei Stechen, Drücken, Klopfen im Kopf, das sich durch Kopfschütteln und durch Bücken verschlimmert, auch wenn das Gesicht erhitzt erscheint und gerötet ist, auch wenn Kopfschmerzen mit Erbrechen von Speisen auftreten: Ferrum phosphoricum D12 (Nr. 3);
- Kopfschmerz von Kindern: Ferrum phosphoricum D12 (Nr. 3);
- bei Kopfschmerzen mit Erbrechen von weißem Schleim: Kalium chloratum D6 (Nr. 4);

- bei Schmerzanfällen mit nachfolgender großer Schwäche: Kalium phosphoricum D6 (Nr. 5);
- bei Kopfschmerzen, die sich in warmen Räumen und abends verschlimmern, sich aber in freier kühler Luft bessern: Kalium sulfuricum D6 (Nr. 6);
- bei lebhaften schießenden, stechenden Kopfschmerzen, die »Pausen machen« und die Stelle wechseln: Magnesium phosphoricum D6 (Nr. 7);
- bei Kopfschmerzen mit Erbrechen von durchsichtigem Schleim oder Wasser, auch bei Kopfschmerzen mit hellschleimig belegter Zunge und trägem Stuhlgang, bei Schmerzen mit Tränenfluss, auch brennend, bei Kopfschmerzen blasser (anämischer) Menschen: Natrium chloratum D6 (Nr. 8);
- bei Kopfschmerzen von Schulkindern: Calcium phosphoricum D6 (Nr. 2), die Salbe Nr. 2 zwischen den Schulterblättern einmassieren;
- bei Kopfschmerzen, die bevorzugt nach Zugluft auftreten: Silicea D12 (Nr. 11);
- bei Kopfschmerzen, die vom Nacken aufsteigen: Magnesium phosphoricum D6 (Nr. 7);
- bei Kopfschmerzen mit Druckgefühl im Kopf, an Stirn und Schläfen: Kalium bromatum D6 (Nr. 14);
- bei nervösen Kopfschmerzen, zum Beispiel nach Erregung, bei innerer Unruhe: Zincum chloratum D6 (Nr. 21);
- bei Kopfschmerzen, drückend und stechend wie Nadeln: Manganum sulfuricum D6 (Nr. 17);
- bei halbseitigen Kopfschmerzen: Calcium carbonicum D6 (Nr. 22).

Unterstützende Maßnahmen
Selbst: Nadelreizmatte (→ Seite 183), Schiele-Fußbäder (→ Seite 67).

SCHWÄCHE UND ERSCHÖPFUNG
SCHWÄCHE, KRAFTLOSIGKEIT (ADYNAMIE)

Allgemeines und Symptome: Schwäche, Erschöpfung und Müdigkeit können sich vorübergehend nach Krankheiten entwickeln, sie können Begleitsymptom einer Erkrankung sein, zum Beispiel Schilddrüsenerkrankung, oder ohne zunächst erkennbaren Grund auftreten. Bei Stuhluntersuchungen werden in meiner Praxis bei

Schwäche und Müdigkeit häufig Darmpilze, Nährstoffmangelerscheinungen (Vitamine, Aminosäuren, Mineralstoffe) als Auslöser festgestellt. Die nervlich bedingte Schwäche wird als Neurasthenie bezeichnet (→ Seite 175).

Behandlung:
- Calcium phosphoricum D6 (Nr. 2) im Wechsel mit Kalium phosphoricum D6 (Nr. 5) und Ferrum phosphoricum D6 (Nr. 3), von jedem Salz 2 Tabletten täglich; als Folgemittel nach 4 Wochen: Calcium carbonicum D6 (Nr. 22);
- bei geistiger Schwäche nach Überarbeitung: Kalium phosphoricum D6 (Nr. 5);
- bei allgemeiner Schwäche, auch mit Abmagerung nach Krankheiten: Lithium chloratum D6 (Nr. 16), auch im Wechsel mit Calcium phosphoricum D6 (Nr. 2);
- bei körperlicher Schwäche mit Kältegefühl und Müdigkeit: Natrium chloratum D6 (Nr. 8).

Unterstützende Maßnahmen
Arzt/Heilpraktiker: Bei körperlichen, geistigen und psychischen Schwäche- und Erschöpfungszuständen: Orthomolekulare Medizin (→ Seite 183), vor allem B-Vitamine (B_1, B_2, B_6, B_{12}).

SCHWANGERSCHAFT UND STILLZEIT

Während der Schwangerschaft und in der Stillzeit können die Basismittel (Salze Nr. 1 bis 12) bedenkenlos eingenommen werden. Die Anwendung der zwölf Ergänzungsmittel (Salze Nr. 13 bis 24) sollte – außer den hier genannten Mitteln – mit einem Therapeuten besprochen werden. Während das Kind im Mutterleib wächst, während der Stillzeit und bei Schwangerschaftsbeschwerden hat sich eine Reihe von Salzen bewährt.

➤ Zur Behandlung der Säuglinge kann auch die stillende Mutter die empfohlenen Salze einnehmen.

WÄHREND DER SCHWANGERSCHAFT ⇒ 1|2|3|4|5|7|8

Für die Mutter
- Dehnbarkeit und Elastizität der Bauchdecke und des Dammbereichs fördern: Calcium fluoratum D12 (Nr. 1) und Salbe Nr. 1, 3-mal täglich 1 bis 2 Tabletten;
- Zähne, die sich während der Schwangerschaft verschlechtern, empfindlich werden oder Plaques (Flecken) zeigen:

Calcium phosphoricum D6 (Nr. 2), 3-mal täglich 1 bis 2 Tabletten; zusätzlich zur Härtung des Zahnschmelzes: täglich 1 bis 2 Tabletten Calcium fluoratum D12 (Nr. 1);
- abendliches Hautjucken: Kalium sulfuricum D6 (Nr.6), 3-mal täglich 1 bis 2 Tabletten;
- Schwangerschaftserbrechen mit Übelkeit: Calcium phosphoricum D6 (Nr. 2), 3-mal täglich 1 bis 2 Tabletten; bei klarem Erbrochenen zusätzlich: Natrium chloratum D6 (Nr. 8), 3-mal täglich 1 bis 2 Tabletten; schlimmer bei Vollmond: zusätzlich Silicea D12 (Nr. 11), 2-mal täglich 1 bis 2 Tabletten;
- zur Geburtserleichterung: Calcium phosphoricum D6 (Nr. 2), 2 bis 3 Wochen vor der Entbindung 3-mal täglich 1 bis 2 Tabletten; wenige Tage vor dem Geburtstermin, auch noch zu Beginn der Wehen: Kalium phosphoricum D6 (Nr. 5), 3-mal täglich 1 Tablette;
- krampfhafte, schmerzhafte Wehen (zur Schmerzlinderung): Magnesium phosphoricum D6 (Nr. 7) als »Heiße Sieben« (→ Seite 63).

Für das Kind
- Die Knochenentwicklung des Kindes fördern: Calcium carbonicum D6 (Nr. 22) und Calcium fluoratum D 12 (Nr. 1), 1-mal täglich 1 Tablette;
- Aufbaumittel für Knochen, Zähne, Anregung der Zellteilung, für kräftiges Bindegewebe: Silicea D12 (Nr. 11) und Natrium chloratum D6 (Nr. 8), 3-mal täglich 1 bis 2 Tabletten.

Nach der Entbindung

Für die Mutter
- Bei Erschöpfung, Schwäche: Kalium phosphoricum D6 (Nr. 5), 3-mal täglich 1 bis 2 Tabletten;
- erschlaffte Bauchdecke, Schwangerschaftsstreifen (Striae): Calcium fluoratum-Salbe (Nr. 1), 2-mal täglich einmassieren;
- Venenerweiterung, Krampfadern nach der Schwangerschaft: Calcium fluoratum D12 (Nr. 1), 2-mal täglich 1 Tablette, und Salbe Nr. 1 »einklopfen«; zusätzlich Manganum sulfuricum D6 (Nr. 17), 2-mal täglich 1 Tablette.

Für das Kind
- Gasbildung bei Säuglingen/Kleinkindern: Calcium carbonicum D6 (Nr. 22), 2- bis 3-mal täglich 1 Tablette in Wasser auflösen, den Brei auf die Lippen streichen;

Körperliche Beschwerden von A – Z

- Verdauungsstörungen bei Säuglingen nach Milchgenuss: Natrium phosphoricum D6 (Nr. 9), 2- bis 3-mal täglich 1 Tablette in Wasser auflösen, den Brei auf die Lippen streichen;
- Windeldermatitis der Säuglinge: Calcium carbonicum D6 (Nr. 22), 2- bis 3-mal täglich 1 Tablette in Wasser auflösen, den Brei auf die Lippen streichen, und Natrium chloratum-Salbe (Nr. 8), 3- bis 4-mal täglich auftragen; auch Betupfen der Haut mit Muttermilch hat sich bewährt.

STILLZEIT

Für die Mutter

- Zu geringe Milchbildung: Calcium phosphoricum D6 (Nr. 2), 3 bis 6 Tabletten über den Tag verteilt; die Mutter muss viel trinken, den Säugling oft anlegen und ihn die Brust möglichst leer trinken lassen;
- Entzündung der Brustdrüsen (Mastitis): Ferrum phosphoricum D12 (Nr. 3), 6 Tabletten über den Tag verteilt, und Natrium phosphoricum D6 (Nr. 9), 3 Tabletten über den Tag verteilt;
- Brustdrüsen rissig: Calcium fluoratum D12 (Nr. 1), 3-mal täglich 1 Tablette, und die Salbe Nr. 1, 2- bis 3-mal täglich auftragen;
- zu starke Milchbildung und zum Abstillen: Natrium sulfuricum D6 (Nr. 10), 3 bis 6 Tabletten über den Tag verteilt;
- Milchstauungen, bläulich-weiße Milch: Natrium chloratum D6 (Nr. 8), 3 bis 6 Tabletten über den Tag verteilt.

SCHWINDEL UND ÜBELKEIT
SCHWINDEL (VERTIGO)

Allgemeines und Symptome: Schwindel ist eine Gleichgewichtsstörung und meist Symptom einer anderen Erkrankung. Er kann hervorgerufen sein durch niedrigen Blutdruck, Durchblutungsstörungen im Innenohr, Fehlstellung von Wirbelkörpern, Erkrankungen des Gleichgewichtsnervs, Störungen des Ohrlabyrinths, Alkoholmissbrauch und Einnahme von Medikamenten. Schwindel kann von Kopfschmerzen, Erbrechen, Schweißausbrüchen und Herzklopfen begleitet sein. Auch bei Reiseübelkeit tritt Schwindel auf (→ Erste Hilfe Seite 75). Die biochemische Behandlung richtet sich stets nach der Art des Schwindels.

Behandlung:
- Bei niedrigem Blutdruck, Schwindel bei Lagewechsel (Aufstehen, Hinlegen): Kalium phosporicum D6 (Nr. 5);
- bei Schwindel mit nachfolgender großer Schwäche: Kalium phosphoricum D6 (Nr. 5);
- bei dem Gefühl, sich zu drehen, und bei altersbedingtem Schwindel: Calcium carbonicum D6 (Nr. 22);
- bei Schwindel mit Übelkeit: Magnesium phosphoricum D6 (Nr. 7);
- bei Reiseübelkeit: Magnesium phosphoricum D6 (Nr. 7) im Wechsel mit Natrium phosphoricum D6 (Nr. 9), viertelstündlich 1 Tablette.

Unterstützende Maßnahmen
Selbst: Schiele-Fußbäder (→ Seite 67).
Arzt/Heilpraktiker: Wirbelsäulentherapie nach Dorn (→ Seite 185).

ÜBELKEIT (NAUSEA)

Allgemeines und Symptome: Übelkeit ist häufig Symptom einer anderen Störung, zum Beispiel niedriger Blutdruck, Unverträglichkeit von Nahrungsmitteln, Magen-Darm-Verstimmung, Migräne.

Behandlung: → auch Magen, Darm und Speiseröhre Seite 137 sowie Schmerzen Seite 152.
- Bei allgemeiner Übelkeit: Magnesium phosphoricum D6 (Nr. 7);
- bei Übelkeit mit Erbrechen: Natrium phosphoricum D6 (Nr. 9).

STOFFWECHSEL

Mit Stoffwechsel ist die Gesamtheit aller lebensnotwendigen Vorgänge beim Auf-, Ab- und Umbau im Organismus sowie der Austausch von Stoffen gemeint.

Die daran beteiligten Organe sind die Leber und alle enzym- und hormonproduzierenden Drüsen wie Bauchspeichel- und Schilddrüse.

Bei Stoffwechselkrankheiten treten Störungen des Gesamt- und Teilstoffwechsels auf.

Auch Erkrankungen von Harnsäure- und Fettstoffwechsel zählen zu den stoffwechselbedingten Krankheiten.

Körperliche Beschwerden von A – Z

FETTLEIBIGKEIT, FETTSUCHT (ADIPOSITAS)

Allgemeines und Symptome: Als Adipositas bezeichnet man die Fettleibigkeit, wenn der Body-Mass-Index den Bereich von 25 bis 30 kg/m² überschreitet. Der Wert kann aus Tabellen (Apotheken, Reformhäuser) abgelesen werden. Selbst errechnet: Gewicht (74 Kilo) geteilt durch Körpergröße mal Körpergröße (1,78 m x 1,78 m = 3,17); Body-Mass-Index = 23. Die Ursache für erhöhtes Gewicht kann im Essen liegen (zu häufige und zu umfangreiche Mahlzeiten) oder ist eine Störung der Energiebilanz. Dies ist der Fall, wenn die Nahrung zu gut verwertet wird oder wenn abends üppige Mahlzeiten aufgenommen werden, die der Körper nur schlecht verdaut. Menschen, die wenig und unregelmäßig essen, viel Stress haben, können ebenfalls Fett ansammeln: Der Körper speichert Fette für Notzeiten, er geht quasi davon aus, dass bei wenigem und unregelmäßigem Essen eine Notzeit angebrochen ist (wie früher im Winter, als die Menschen weniger zu essen hatten), und baut fast jedes aufgenommene Gramm Nahrung in Fett um; seine Energiezufuhr befriedigt er aus den Eiweißreserven (zum Beispiel Muskeleiweiß). Das heißt, dass immer mehr Fette angelagert werden, während Muskelmasse abgebaut wird. Regelmäßiges Essen, vor allem eine warme Mittagsmahlzeit oder wenigstens tagsüber Fruchtsäfte, trainieren dem Körper wieder die normale Fettverwertung an. Da er wieder regelmäßig Nahrung bekommt, speichert er kein Fett mehr. Wichtig zum Abbau von Fettdepots ist ausreichend Bewegung (hoher Kalorienverbrauch).

Behandlung:
- Generell: Adipositas-Schema.
- Zur allgemeinen Stoffwechselregulierung bei Übergewicht: Calcium carbonicum D6 (Nr. 22);
- zur Straffung von Bauch- und Oberschenkelgewebe: Salbe Nr. 1 morgens und abends einmassieren.

ADIPOSITAS-SCHEMA

Vor dem Frühstück: Kalium phosphoricum D6 (Nr. 5); vor dem Mittagessen: Natrium sulfuricum D6 (Nr. 10); vor dem Abendessen: Natrium phosphoricum D6 (Nr. 9); von jedem Salz täglich 5 Tabletten, in heißem Wasser auflösen, schluckweise trinken.

MUKOVISZIDOSE *Zum Arzt*

Allgemeines und Symptome: Die Mukoviszidose ist eine als erblich bezeichnete Störung der Ausscheidung von Drüsenabsonderungen mit fortschreitenden Veränderungen (Vermehrung von Bindegewebe, Zystenbildung), zum Beispiel von Bauchspeicheldrüse und Bronchien. Ursache ist eine Störung der Enzymfunktionen mit daraus folgender Zähflüssigkeit von Sekreten und Veränderung der Drüsen. Symptome können sein: Leberzirrhose, Bronchialasthma, Husten, Verdauungsstörungen, chronische Entzündungen (zum Beispiel der Nasennebenhöhlen).

Aus biochemischer Sicht: Folge einer Störung des Natriumchlorid- und Natriumbicarbonat-Stoffwechsels.

Behandlung: Zur Unterstützung der ärztlichen Therapie: Natrium chloratum D6 (Nr. 8), Natrium bicarbonicum D6 (Nr. 23), Silicea D3/D12 (Nr. 11), Calcium fluoratum D6/D12 (Nr. 1), von jedem Salz 3 bis 6 Tabletten über den Tag verteilt.

SCHILDDRÜSENFUNKTIONSSTÖRUNGEN, SCHILDDRÜSENÜBERFUNKTION (HYPERTHYREOSE), SCHILDDRÜSENUNTERFUNKTION (HYPOTHYREOSE), ENTZÜNDUNG DER SCHILDDRÜSE (MORBUS HASHIMOTO, THYREOIDITIS), KROPF (STRUMA) *Zum Arzt/Heilpraktiker*

Allgemeines und Symptome: Die Über- und die Unterfunktion sind die häufigsten Erkrankungen der Schilddrüse. Darüber hinaus gibt es die Entzündung, eine Erkrankung, die meist bei Frauen über 40 Jahren auftritt (Morbus Hashimoto). Auch der Kropf (Struma) kommt, vor allem in Jodmangelgebieten (Süddeutschland), relativ häufig vor. Die Überfunktion der Schilddrüse zeigt sich in gesteigerter psychischer und neuromuskulärer Erregung, Zittern, Schweißneigung, Durchfällen, Haarausfall und Gewichtsabnahme. Bei der Unterfunktion kommt es zu rascher Erschöpfung, Kälteempfindlichkeit, Antriebsschwäche, Anämie, Verstopfung, struppigem Haar und Muskelschwäche. Es gibt auch Patienten, bei denen Zustände der Über- und Unterfunktion wechseln.

Behandlung:
- Bei Über- und Unterfunktion der Schilddrüse: Kalium jodatum D6 (Nr. 15);
- bei Schilddrüsenunterfunktion: Arsenum jodatum D6 (Nr. 24), alternativ Calcium carbonicum D6 (Nr. 22);

- bei Schilddrüsenüberfunktion: Arsenum jodatum D12 (Nr. 24), auch Natrium chloratum D6 (Nr. 8), vor allem bei blassen Menschen;
- bei Morbus Hashimoto zur Unterstützung der ärztlichen Therapie: Silicea (Nr. 11), 4 Wochen in D6, danach in D12;
- beim Kropf (Struma, kalter Knoten): Calcium fluoratum D12 (Nr. 1), auch in D6;
- bei hartem Kropf: Calcium fluoratum D12 (Nr. 1) im Wechsel mit Silicea D12 (Nr. 11) und Salbe Nr. 1, längere Zeit anwenden.

SKLERODERMIE (SKLERODERMIA)

Allgemeines und Symptome: Die Sklerodermie zählt zu den Kollagenosen, das sind Autoimmunerkrankungen (Bildung von Antikörpern mit schädigenden Einflüssen auf den Organismus), die mit Bindegewebsveränderungen einhergehen. Die Ursache ist nicht eindeutig geklärt; unter anderen werden Stoffwechselstörungen als Ursache diskutiert. Die Erkrankung tritt vorwiegend bei Frauen auf und äußert sich anfangs durch Durchblutungsstörungen, Gelenkschmerzen und Hautveränderungen (Schwellungen); später tritt Schwund (Atrophie), Verhärtung und Pigmentierung der Haut auf.

Behandlung:
- Zur Unterstützung der ärztlichen Therapie: Calcium fluoratum D12 (Nr. 1) im Wechsel mit Silicea D12 (Nr. 11) und Salbe Nr. 1. Jeweils nach 4 Wochen die Potenz zu D6 wechseln, dann wieder D12;
- Dr. Feichtinger (→ Seite 36) hat seinen Patienten zur Unterstützung der Therapie Kalium phosphoricum D6 (Nr. 5), Kalium sulfuricum D6 (Nr. 6) und Calcium phosphoricum D6 (Nr. 2) verordnet, von jedem dieser Salze 1-mal täglich 1 Tablette.

ZUCKERKRANKHEIT (DIABETES MELLITUS)   *Zum Arzt*

Allgemeines und Symptome: Beim Diabetes muss unterschieden werden zwischen Typ-I-Diabetes (Insulinmangel), der bei Kindern und Jugendlichen auftritt, und dem Typ-II-Diabetes (Folge von verringerter Insulinwirkung), früher auch als Altersdiabetes bezeichnet, der sich im Erwachsenenalter manifestiert. Insulin (ein Hormon) ist wichtig für die Senkung des Blutzuckerspiegels und wirkt auf alle Stoffwechselfunktionen. Bei Diabetes kommt es neben der gestörten Insulinbildung zu Symptomen wie Müdigkeit, Durchblutungsstörungen, Nierenfunktionsstörungen, Nervenerkrankungen. Die Behandlung besteht in einer Diät und gegebenenfalls in der Zufuhr von Insulin.

Behandlung: Die Zuckerkrankheit kann durch die Biochemie nicht geheilt werden, aber es ist möglich, die Begleitsymptome zu mildern, und zwar unterstützend zur ärztlichen Therapie.

- Von diesen Salzen je 3 bis 6 Tabletten über den Tag verteilt: Zincum chloratum D6 (Nr. 21), Natrium phosphoricum D6 (Nr. 9) und Natrium sulfuricum D6 (Nr. 10). Alle 4 Wochen für 1 bis 2 Tage zusätzlich: Natrium chloratum D6 (Nr. 8).

Unterstützende Maßnahmen

Selbst: Gemüse- und Salatzubereitungen mit Topinamburknollen (lässt sich im Garten anbauen); bei hohem Blutzucker Rohkaffee-Tee, das ist ungerösteter Rohkaffee aus Zentralamerika, aus dem ein Tee bereitet wird (1 Teelöffel mit 1 Tasse heißem Wasser übergießen, über Nacht stehen lassen, am nächsten Tag schluckweise kalt trinken), erhältlich in Reformhäusern (Bezugsquelle → Seite 187).

Arzt/Heilpraktiker: Orthomolekulare Medizin (→ Seite 183): Zink- und Chrompräparate.

VENEN

HÄMORRHOIDEN *Bei Blut im Stuhl zum Arzt/Heilpraktiker*

Allgemeines und Symptome: Hämorrhoiden sind krankhafte Erweiterungen der Venen im Bereich des unteren Mastdarms und am After, sie treten einzeln und knötchenförmig auf. Platzen sie, kommt es zu Blutungen; sonstige Symptome: Jucken, Brennen, Schmerzen beim Stuhlgang.

Aus biochemischer Sicht: Mangel an Kalziumfluorid und Silizium im Venengewebe, dadurch Erschlaffung der Gefäßäste.

Behandlung:
- Calcium fluoratum D12 (Nr. 1), 2-mal täglich 1 Tablette;
- Salbe Nr. 1 mehrmals täglich auftragen, vor allem nach jedem Stuhlgang und der danach erfolgten Feuchtreinigung;
- Silicea D12 (Nr. 11) im Wechsel mit Zincum chloratum D6 (Nr. 21), je 2-mal 1 Tablette täglich.

Unterstützende Behandlung
Selbst: Sitzbäder mit Eichenrindenabsud (Apotheke). Reizarme Kost (keine scharfen Gewürze, wenig Alkohol, milder Kaffee). Bewegung als Ausgleich zur sitzenden Tätigkeit.
Arzt/Heilpraktiker: Hochfrequenzbestrahlung (→ Seite 181).

KRAMPFADERN, BESENREISERVENEN (VARICOSIS, VARIZEN, PHLEBEKTASIEN), VENENSCHWÄCHE (VENÖSE INSUFFIZIENZ), UNTERSCHENKELÖDEME

Allgemeines und Symptome: Krampfadern und Besenreiservenen kommen hauptsächlich bei Frauen vor, seltener bei Männern; die Veranlagung dazu kann vererbt werden. Als Ursachen werden unter anderen hormonelle Einflüsse verantwortlich gemacht, zum Beispiel in der Schwangerschaft; auch mechanische Ursachen gibt es: Stehberufe, in denen die Beine stark belastet sind. In schweren Fällen von Krampfadern besteht die Gefahr einer Venenentzündung oder Thrombose. Symptome sind außer den sichtbar blutgefüllten, auch geschlängelten dicken Venen ein Schweregefühl in den Beinen, Spannung, auch Anschwellung (Ödeme) und Wadenkrämpfe sowie Schmerzen in den Kniekehlen. Besenreiservenen werden medizinisch als kosmetisches Problem angesehen, da sie keine Symptome verursachen – allerdings können Besenreiser für Frauen auch psychisch sehr belastend sein. Bei starken Krampfadern gibt es die Möglichkeit der Verödung (»verkleben«) oder der operativen Straffung.

Aus biochemischer Sicht: Mangel an Kalziumfluorid und Silizium, deshalb Schwäche des Venengewebes mit Erweiterung.

Behandlung:
- Bei Veneninsuffizienz mit Ödemen (vorwiegend im Sommer, auch nach der Schwangerschaft) zur Anregung der Wasserausscheidung: Natrium sulfuricum D6 (Nr. 10) als »Heiße Sieben« (→ Seite 63), 1- bis 3-mal täglich;
- bei Krampfadern: Calcium fluoratum D12 (Nr. 1) und Salbe Nr. 1, im Wechsel mit Silicea D12 (Nr. 11);
- bei verhärteten Krampfadern: Calcium fluoratum D6 (Nr. 1).

Unterstützende Maßnahmen
Selbst: Schiele-Fußbäder, nicht zu heiß (→ Seite 67), Wechselduschen, Fußwipp-Gymnastik, spezielle Venengymnastik (fragen Sie nach Anleitungen in Ihrer Apotheke).

VERBRENNUNGEN *Bei starken Verbrennungen zum Arzt*

Allgemeines und Symptome: Verbrennungen (Combustio) werden in drei Schweregrade unterteilt: Stadium 1: Verbrennung mit Rötung, Schmerz, Spannungsgefühl wie beim Sonnenbrand; Stadium 2: Verbrennung mit leichter Blasenbildung; Stadium 3: schwere Hautdefekte, zahlreiche und großflächige Blasen und bis tief in die Haut hineinreichende Verbrennungen/Verletzungen. Für die Selbstbehandlung kommen die Stadien 1 und 2 in Frage, somit leichtere Verbrennungen und Verbrühungen mit Rötung und Schmerz. Die betroffene Hautstelle (wenn keine Blasen) zunächst mit reichlich kaltem Wasser kühlen, ohne zu übertreiben.

Behandlung:
- Entzündungsschema (→ Seite 50); wenn keine Blasenbildung: zusätzlich Salbe Nr. 3;
- Verbrennung und Verbrühung mit Brandblasen: Kalium chloratum D6 (Nr. 4), auch bei weiß-grauem Schorf auf der Wundfläche;
- bei Brandblasen mit heller Flüssigkeit (Verbrennung zweiten Grades): Natrium chloratum D6 (Nr. 8), 6- bis 8-mal täglich 1 Tablette, die Blasen nicht öffnen (!);
- beim einfachen Sonnenbrand: sofort Salbe Nr. 3, 2 bis 3 mm dick auftragen, mehrmals im Laufe des Tages wiederholen. Bei sofortiger häufigerer Anwendung lassen die Schmerzen meist schnell nach, und zum Abschälen der Haut kommt es nicht.

VERLETZUNGEN UND INSEKTENSTICHE
BLUTERGUSS (HÄMATOM)

Allgemeines und Symptome: Blutergüsse treten durch Quetschung, Druck, Stoß oder Sturz auf und können recht schmerzhaft sein.

Behandlung:
- Bei frischem Bluterguss: Salbe Nr. 3, mehrmals täglich auftragen, innerlich Ferrum phosphoricum D12 (Nr. 3);
- bei älteren Blutergüssen zum Aufsaugen: Silicea D12 (Nr. 11).

INSEKTENSTICHE (URTIKARIELLE PAPEL)
Zum Arzt bei Stichen von Bienen, Wespen und Hornissen, bei Stichen in Mund und Rachen

Allgemeines und Symptome: Insektenstiche verursachen Rötung, Juckreiz, Schwellung und Schmerzen. Bei Stichen von Mücken und Bremsen ist die Biochemie ausreichend, bei anderen Stichen sinnvoll als unterstützende Maßnahme zu einer anderen medikamentösen Behandlung.

Behandlung:
- Bei harmlosen Mückenstichen und zur Unterstützung der ärztlichen Therapie bei Schwellung nach Bienen- und Wespenstichen → Erste Hilfe Seite 73;
- zur Vorbeugung gegen allergische Reaktionen nach Stichen: Calcium carbonicum D6 (Nr. 22) für mehrere Wochen.

SCHNITTVERLETZUNG, SCHÜRFUNG (HAUTAFFEKTIONEN), VERSTAUCHUNG (DISTORSION), QUETSCHUNG (CONTUSIO)

Allgemeines und Symptome: Kleinere Verletzungen wie Schnitt- und Schürfwunden, aber auch Verstauchungen und Quetschungen können jederzeit im Alltag auftreten und sind schnell biochemisch zu kurieren. Bei Wunden ist wichtig, sie zunächst mit 0,9%iger Natriumchloridlösung (isotonische Kochsalzlösung, Apotheke) zu reinigen.

Behandlung:
- Bei allen akuten Verletzungen Entzündungsschema (→ Seite 50);
- unterstützend zur Anwendung der Tabletten, als erstes Mittel bei Schürfwunden, Quetschungen und Verstauchungen zur Hemmung von Schmerz und Entzündung: Salbe Nr. 3, 2 bis 3 mm dick auftragen, auch als Salbenverband (→ Seite 67), zum Beispiel bei Wundreiben nach mehrstündiger Fahrradtour;
- zur Förderung der Vernarbung und Wundheilung: Salbe Nr. 4;
- geht der Heilprozess zögerlich vonstatten: vom dritten Tag an Salbe Nr. 6.

ZÄHNE, ZAHNFLEISCH UND ZUNGE
ZAHNFLEISCHENTZÜNDUNG (GINGIVITIS, PARODONTITIS)

Allgemeines und Symptome: Es handelt sich um eine oberflächliche Entzündung des Zahnfleischsaumes, die durch Zahnstein oder Bakterien ausgelöst werden kann; auch hormonell bedingt kann sie auftreten oder Begleitsymptom einer anderen Erkrankung sein.

Behandlung:
- Bei entzündlich gerötetem, auch leicht blutendem Zahnfleisch: Kalium phosphoricum D6 (Nr. 5);
- bei leichten oder beginnenden Symptomen: Entzündungsschema (→ Seite 50);
- bei blassem Zahnfleisch: Calcium phosphoricum D6 (Nr. 2).

ZAHNFLEISCHSCHWUND (PARODONTOSE)

Allgemeines und Symptome: Es handelt sich um eine nichtentzündliche degenerative Erkrankung (eine entartende mit Schwund von Gewebe) des Zahnhalteapparates. Es können sich Zahntaschen bilden, später lockern sich die Zähne und können ausfallen.

Behandlung:
- Zur Unterstützung zahnärztlicher Maßnahmen: Calcium fluoratum D12 (Nr. 1) und Silicea D12 (Nr. 11) im Wechsel, 6 Monate, jeweils 6 Tabletten über den Tag verteilt.

ZAHNKARIES (CARIES DENTIUM, ZAHNFÄULE)

Allgemeines und Symptome: Wenn Bakterien in der Mundhöhle aus Zucker aggressive Säuren bilden, weicht der schützende und harte Zahnbelag auf; an diesen Stellen können Bakterien Zersetzungsprozesse auslösen. Deshalb ist wichtig: Zähne regelmäßig putzen, wenig Süßes essen und regelmäßig zum Zahnarzt gehen.

Behandlung: Zur Vorbeugung und zur Stabilisierung des Zahnschmelzes: Calcium fluoratum D12 (Nr. 1); bei Kleinkindern genügt zur Vorbeugung 1 Tablette pro Tag; bei Jugendlichen und Erwachsenen 2 Tabletten pro Tag.

ZAHNSCHMERZEN (DENTALGIE) *Zum Zahnarzt*

Allgemeines und Symptome: Zahn- und Zahnfleischschmerzen können unterschiedliche Ursachen haben, so Karies, Wurzelentzündung (Nerventzündung), infektiöse Prozesse, Fistelbildung (röhrenförmiger Gang) oder Parodontose.
Die Ursache von Zahnschmerzen muss stets vom Zahnarzt geklärt werden.

Körperliche Beschwerden von A – Z

Sollte dies nicht möglich sein (Wochenende, nachts, auf Reisen), können bis zum Zahnarztbesuch die folgenden Salze helfen.

Behandlung:
- Bei Zahnschmerzen durch Entzündungen der Mundschleimhaut: Ferrum phosphoricum D12 (Nr. 3);
- bei leicht blutendem Zahnfleisch: Kalium phosphoricum D6 (Nr. 5);
- wenn der Schmerz in Perioden auftritt und sich bei Wärme bessert: Magnesium phosphoricum D6 (Nr. 7), auch als »Heiße Sieben« (→ Seite 63);
- bei vermehrtem Speichelfluss: Natrium chloratum D6 (Nr. 8);
- wenn gleichzeitig rheumatische Krankheiten vorliegen: Calcium sulfuricum D6 (Nr. 12);
- allgemein bei Zahnschmerzen, auch als Einnahme zu den bereits genannten Salzen möglich: Manganum sulfuricum D6 (Nr. 17) und Kalium sulfuricum D6 (Nr. 6);
- bei neuralgischen Kopf- und Zahnschmerzen mit Ziehen, Klopfen und Stechen: Zincum chloratum D6 (Nr. 21).

ZAHNUNG (DENTITION)
→ Kinder Seite 136.

ZUNGENENTZÜNDUNG (GLOSSITIS), ZUNGENBRENNEN (GLOSSODYNIE)

Allgemeines und Symptome: Rötung, Brennen, abgeschilferte Zungenpapillen und Schmerzen deuten auf eine Entzündung der Zunge hin. Ursache können allergische Reaktionen sein (zum Beispiel auf Nahrungsmittel), Unverträglichkeiten von Zahnersatz oder Zahnfüllungen, Reaktionen auf Medikamente oder Magen-Darm-Erkrankungen, Hormonstörungen sowie Leber- und Pilzerkrankungen (Mykosen). Zu vorübergehenden Entzündungen können auch Verbrennung (zu heiße Nahrung) und Verletzungen (Zungenbiss) führen. Symptome im Bereich der Zunge weisen oft auf andere Störungen im Körper hin (zum Beispiel Magen-Darm-Erkrankungen), dies muss geklärt werden. Auch ein Mangel an B-Vitaminen oder deren Störung bei der Verwertung, die Zuckerkrankheit (Diabetes mellitus) und Allergien können zu einem Zungenbrennen führen, ebenso wie trockene Mundschleimhaut, die vorwiegend im Alter auftritt.

Behandlung:
- Bei akuter Entzündung durch Verletzung oder Verbrennung: sofort Ferrum phosphoricum D12 (Nr. 3), auch im Wechsel mit Kalium chloratum D6 (Nr. 4);
- bei dunkelroter und geschwollener Zunge: Ferrum phosphoricum D12 (Nr. 3);
- bei verhärteter Zungenoberfläche, Hornschuppen (oft bei chronischer Gastritis): Calcium fluoratum D12 (Nr. 1);
- bei Zungenentzündung mit weißlich-grauem Belag: Kalium chloratum D6 (Nr. 4);
- bei Zungenentzündung mit gelblichem Belag: Calcium sulfuricum D6 (Nr. 12) oder Kalium sulfuricum D6 (Nr. 6);
- bei Zungenbrennen, auch ohne Entzündungszeichen, auch bei trockener Mundschleimhaut: Natrium chloratum D6 (Nr. 8);
- bei Zungenentzündung mit Bläschen: Manganum sulfuricum D6 (Nr. 17).

Hilfe für die Psyche

Leichte Beschwerden wie Stimmungsschwankungen, leichte Depressionen, Melancholie, Weinerlichkeit und Ängstlichkeit sind mit Schüßler-Salzen gut zu beeinflussen. Schwerwiegende Symptome muss ein Fachmann behandeln.

Nährstoffe und Psyche

In den vergangenen Jahren wurden in den USA Untersuchungen durchgeführt, die einen Zusammenhang zwischen Nährstoffen (Mineralstoffe, Aminosäuren, Vitamine) und psychischen Erkrankungen beschreiben. Schon 1939 berichteten drei amerikanische Ärzte, dass sie schwere psychische Krankheiten (Psychosen) erfolgreich mit Vitamin B_3 (Niacin) behandeln; aus diesen Erkenntnissen entstand die Orthomolekulare Psychiatrie. 1963 untersuchte der zweifache Nobelpreisträger Linus Pauling die Ursachen von Geisteskrankheiten und kam zu ähnlichen Resultaten. Etwa zur gleichen Zeit entdeckten zwei Ärzte, dass Vitamin B_6, Vitamin E und Vitamin C in therapeutisch festgelegter hoher Dosierung positiv bei psychischen Leiden wirken. Bei psychischen Störungen wurden mit Erfolg eingesetzt: Vitamin B_1 bei Depressionen; Vitamin B_3 bei Schizophrenie und Demenz (»Verblödung«); Folsäure und Vitamin H (Biotin) bei Hirnstoffwechselstörungen; Vitamin B_{12} bei Psychosen; Vitamin C bei Depressionen.

Der Arzt und Naturwissenschaftler Carl C. Pfeiffer (→ Bücher Seite 186) entdeckte später, dass auch Mineralstoffe für die Psyche eine bedeutende Rolle spielen. Mittlerweile wurde eine ganze Reihe von Zusammenhängen zwischen Mineralstoffen und psychischen Störungen beschrieben:

- Jodmangel bei psychischer Erschöpfung
- Kaliummangel bei Reizbarkeit
- Kupferüberschuss bei Aggressivität, Hysterie, Psychosen, Senilität und Depressionen
- Kupfermangel bei Anorexie (Magersucht)
- Bei Anorexie und Bulimie (Bulimia nervosa, krankhafter Heißhunger mit danach herbeigeführtem Erbrechen) stellte Dr. Alex Schauss aus Seattle 1997 bei über 80 % der Erkrankten einen Zinkmangel fest
- Magnesiummangel bei Neurosen und neurovegetativen Störungen

- Natriummangel bei körperlicher und psychischer Erschöpfung
- Phosphormangel bei Apathie
- Phosphatüberschuss bei Hyperaktivität
- Zinkmangel bei seniler Demenz, Schizophrenie, Depression, auch bei der Winterdepression, denn Zinkmangel verringert die Bildung des Hormons Serotonin, das die Stimmung hebt
- Zinküberschuss bei Persönlichkeitsverfall.

Bei bestehenden psychischen Erkrankungen, so fanden Forscher in den vergangenen 20 Jahren heraus, kann auch ein Mangel an Aminosäuren (Eiweißbausteinen) vorliegen:

- Isoleucin bei Schizophrenie
- Methionin bei allgemein geistigen Störungen
- Phenylalanin bei Depressionen
- Tryptophan bei Depressionen und Bulimie (Bulimia nervosa, krankhafter Heißhunger mit danach herbeigeführtem Erbrechen)
- Glutamin bei Lernstörungen von Kindern.

Aufgrund dieser Forschungsergebnisse wird verständlich, warum sich in meiner Praxis neben der Verhaltenstherapie nach Ellis (→ Seite 184) die Kombination von Orthomolekularer Therapie (→ Seite 183) und Biochemie bei psychischen Störungen sehr bewährt.

> **Wichtig**
> Akut- und Regeldosierung der empfohlenen Salze sowie die Dosierung bei chronischen Erkrankungen finden Sie auf Seite 61–62; bei Ausnahmen ist die Dosierung angegeben.

SEELISCHE BESCHWERDEN VON A–Z
ANGST (ANXIETAS)

Allgemeines und Symptome: Angst ist das beengende Gefühl einer unüberwindbaren Bedrohung und kann mit vegetativen Symptomen wie Blässe, Schwitzen, Zittern, Herzklopfen und Durchfall einhergehen.

Behandlung:
- Angst (vor Gewitter, Dunkelheit, Kontakt, vor dem Alleinsein): Calcium carbonicum D6 (Nr. 22), auch Angst, die mit leichten Depressionen verbunden ist;
- nächtliche Angstanfälle, vor allem der Kinder: Kalium bromatum D6 (Nr. 14);

- Platzangst: Kalium phosphoricum D6 (Nr. 5);
- Angst mit Aufregung, Zittern, Herzklopfen: Magnesium phosphoricum D6 (Nr. 7);
- allgemeine Ängstlichkeit: Kalium sulfuricum D6 (Nr. 6).

AUFMERKSAMKEITSDEFIZIT-SYNDROM (ADS) UND HYPERAKTIVITÄT BEI KINDERN

Allgemeines und Symptome: Das ADS und die Hyperaktivität, die auch als hyperkinetisches Syndrom bezeichnet wird, sind Verhaltensstörungen, die vorwiegend bei Kindern, seltener bei Erwachsenen auftreten. Aufmerksamkeitsdefizit und Hyperaktivität sind oft miteinander kombiniert und werden in den USA deshalb als ADHD (Attention Deficit & Hyperactivity Disorders) bezeichnet. Verhaltensstörungen bei Kindern sind nicht neu, unsere Vorfahren haben sie bereits beobachtet; neu ist jedoch, dass immer mehr Kinder darunter leiden. Symptome: eine nicht dem Alter entsprechende Unaufmerksamkeit, Impulsivität, Lernstörungen, Unruhe, Zappeln, Reifestörungen, Stimmungsschwankungen und Angst.

Ist die Diagnose schulmedizinisch erst einmal gestellt, werden diese Kinder therapiert mit umstrittenen Psychopharmaka (Wirkstoff: Methylphenidat, der unter das Betäubungsmittelgesetz fällt); darüber sollten sich betroffene Eltern gründlich informieren, bevor sie der Behandlung zustimmen (→ Bücher Seite 186).

Auch Nahrungsmittelallergien können zu den Symptomen von ADS und Hyperaktivität führen. Bereits 1950 wurde bei einer Untersuchung von 366 Kindern mit dieser Erkrankung festgestellt, dass die meisten von ihnen bei Blutuntersuchungen (Cytolisa-Test) auf mehr als 40 von 180 Nahrungsmitteln überempfindlich (allergisch) reagierten. Bei einer Ausschlussdiät von drei Monaten verschwanden die Symptome.

Auch eine enzymatische Erkrankung des Stoffwechsels, die Kryptopyrrolurie (Pyrrolurie), kann zu den Symptomen von Hyperaktivität und Aufmerksamkeitsdefizit führen. Bereits um 1970 hat Dr. Pfeiffer (→ Seite 186) dies in seinen Büchern über Orthomolekulare Medizin beschrieben. Bei uns werden diese Erkenntnisse aber selten beachtet. Bei der Pyrrolurie kann es im Körper durch Ausscheidung von Pyrrolen (Malvenfaktor) im Urin zur Verarmung an Zink und Vitamin B_6 kommen. Die Kryptopyrrolurie wird durch Urinuntersuchung auf Pyrrole diagnostiziert. Während der Einnahme von

Zink und Vitamin B_6 (Verordnung durch Arzt/Heilpraktiker) bessern sich Symptome wie zwanghafte Unruhe, körperliche Aktivität und depressive Verstimmung.

Ursachen aus biochemischer Sicht: Störungen des Mineralstoffhaushalts, Defizite und Verteilungsstörungen von Kalzium-, Magnesium-, Phosphat- und Kalium-Molekülen.

Ursachen aus ganzheitsmedizinischer Sicht: Vitalstoffmangel, Schwermetallbelastungen, Trennung von Mutter oder Vater (Trennungserlebnisse, -konflikte); Darmpilze, die aggressive Acetaldehyde (Zwischenprodukte der alkoholischen Gärung) produzieren und die Psyche beeinflussen und sogar zu Persönlichkeitsveränderungen führen können.

Behandlung:
- Das ADS-Schema, das gut mit den »unterstützenden Maßnahmen« kombiniert werden kann.

AUFMERKSAMKEITSDEFIZIT-SYNDROM-(ADS-)SCHEMA
Morgens Kalium phosphoricum D6 (Nr. 5); mittags Calcium phosphoricum D6 (Nr. 2); nachmittags Magnesium phosphoricum D6 (Nr. 7); vor dem Schlafengehen Zincum chloratum D12 (Nr. 21); jeweils 1 bis 2 Tabletten täglich, 8 bis 12 Wochen lang.

Unterstützende Maßnahmen
Arzt/Heilpraktiker: Individuell verordnete Vitalstoffe; Bach-Blüten (→ Seite 179), nach individuellen Problemen ausgewählt; begleitende Psychotherapie (rational-emotive Verhaltenstherapie nach Albert Ellis, → Seite 184). Wichtig bei der Behandlung von ADS-Kindern: ein Gesamtkonzept erstellen, das konsequent eingehalten wird.

BETTNÄSSEN (ENURESIS)

Allgemeines und Symptome: Bettnässen, das unbeabsichtigte, meist nächtliche Harnlassen bei Kindern, kann ursächlich auf eine Schwäche des Blasenschließmuskels oder eine Folge dieser Schwäche hindeuten, auch nach häufigen Harnwegsentzündungen kann es auftreten. Oder es liegt ein seelisches Konflikterlebnis, eine Beziehungsstörung vor (Vernachlässigung, Überforderung). Einnässen tritt auch als Begleiterscheinung anderer Krankheiten und Symptome auf, zum Beispiel Krampfanfälle.

Behandlung:
- Bei Hinweis auf eine Schwäche des Blasenschließmuskels: Kalium phosphoricum (Nr. 5), auch bei unwillkürlichem Stuhlabgang;
- Bettnässen ohne erkennbare Ursache: Ferrum phosphoricum (Nr. 3), abends vor dem Schlafengehen 1 Tablette; alternativ bei unbewusstem Wasserlassen: Natrium sulfuricum (Nr. 10);
- bei nervlicher Schwäche: Calcium phosphoricum (Nr. 2).

Unterstützende Maßnahmen
Selbst: Schiele-Bäder (→ Seite 67) bei »schwacher Blase«.
Arzt/Heilpraktiker: Aufdecken des Konflikts in Gesprächen mit dem Kind.

DEPRESSIONEN *Zum Arzt/Heilpraktiker*

Allgemeines und Symptome: Die Depression ist eine seelische Störung mit gedrückter, pessimistischer Stimmungslage. In der Psychiatrie und der Psychologie sind über 30 verschiedene Unterteilungen von Depressionen bekannt. Eine heute allgemein gültige Unterscheidung ist die nach der Ursache:
- somatische Depression: Somatisch bedeutet, dass die Depression aus körperlicher Verursachung (Krankheit) entstanden ist;
- endogene Depression: endogen bedeutet »aus dem Inneren des Körpers heraus«, aus seinem »So-Sein«, und nicht durch äußere Einflüsse;
- psychogene Depression: Die Depression ist infolge seelischer (psychischer) Vorgänge entstanden.

Häufig sind auch die typischen Alters-, klimakterischen und Schwangerschaftsdepressionen. Heute spricht man meist allgemein vom »Depressiven Syndrom«, womit die verschiedenen Formen gemeint sind. Bei Depressionen sind häufig neben den psychischen Beschwerden körperliche vorhanden, wie Kopfschmerzen, Müdigkeit und Schlafstörungen.

Die Schwierigkeit bei Depressionen ist, dass der Betroffene zu nichts Lust hat und auch meint, sich zu nichts aufraffen zu können; dem sollte er selbst gegensteuern – oder sich dafür Hilfe suchen. Durch Sport beispielsweise werden von den Hormondrüsen die Botenstoffe Adrenalin und Noradrenalin ausgeschüttet; sie werden ins Blut abgegeben und heben die Stimmung.

Behandlung:
- Erschöpfungsdepression nach psychischer, körperlicher, auch geistiger Anstrengung oder Belastung: Kalium phosphoricum D6 (Nr. 5);
- Depressionen ohne erkennbare Ursache: Kalium bromatum D6 (Nr. 14) in halbtäglichem Wechsel mit Manganum sulfuricum D6 (Nr. 17);
- Depressionen mit wechselnder Erregung, innerer Unruhe: Zincum chloratum D6 (Nr. 21);
- morgendliche Antriebslosigkeit: Silicea D12 (Nr. 11);
- Depressionen aus Kummer: Natrium chloratum D6 (Nr. 8);
- schwere Depression, zur Unterstützung der ärztlichen und/oder psychotherapeutischen Behandlung: Lithium chloratum D6 (Nr. 16).

Unterstützende Maßnahmen:
Selbst: Kur mit Johanniskraut-Tee (1 bis 2 Teelöffel Kraut mit 1 Tasse siedendem Wasser übergießen, 10 Minuten ziehen lassen, abseihen, 2-mal täglich 1 Tasse trinken) oder Frischsaft (trinken nach Packungsanleitung). Sport treiben, auch Selbstverteidigungssport. Ein kreatives Hobby ausüben (zum Beispiel Malen), täglich Musik hören, morgens kalt duschen oder barfuß im Tau laufen, sich vitalstoffreich ernähren mit viel Obst (vor allem Bananen, sie enthalten den Botenstoff Serotonin), viel grünen Salaten und Gemüse; Fleisch und Zucker/Süßigkeiten reduzieren, ausreichend trinken – das ist für depressive Menschen im Alltag hilfreich.

ERREGUNGSZUSTÄNDE (EXZITATION)

Allgemeines und Symptome: Erregungszustände (Aufregung, Gemütserregung) müssen nicht krankhaft sein, sie können aus unterschiedlichen Gründen auftreten, zum Beispiel bei allgemeiner Anspannung und Stress, durch äußere Einflüsse, bei psychischen Störungen, bei Kontrollverlust aufgrund emotionaler Erlebnisse, ohne erkennbaren Grund und als Begleitsymptom anderer Erkrankungen sowie bei psychischer Labilität und niedriger Frustrationstoleranz.

Behandlung:
- Magnesium phosphoricum (Nr. 7), alternativ: Manganum sulfuricum (Nr. 17).

Hilfe für die Psyche

HEIMWEH (NOSTALGIE)

Allgemeines und Symptome: Heimweh ist die quälende Sehnsucht nach vertrauter Umgebung und lieb gewonnenen Menschen. Es können Schlafstörungen, Melancholie und Weinen auftreten.

Behandlung:
- Generell bei Heimweh: Calcium carbonicum (Nr. 22);
- Heimweh mit seelischer Verstimmung, Schwäche: Kalium phosphoricum (Nr. 5);
- wenn zusätzlich innere Verkrampfung, Anspannung: Magnesium phosphoricum (Nr. 7).

HYPERAKTIVITÄT UND ERREGUNGSZUSTÄNDE, INNERE ANSPANNUNG, VERKRAMPFUNG, NERVOSITÄT, NERVÖSES ZITTERN (TREMOR NERVOSUS)

Allgemeines und Symptome: Unruhe, Zittern, Aggressionen und körperliche Symptome wie Herzklopfen und hoher Blutdruck kennzeichnen Hyperaktivität und Erregung.

Behandlung:
- Bei Kindern (→ ADS Seite 171): Magnesium phosphoricum D6 (Nr. 7); wenn das nicht hilft: Manganum sulfuricum D6 (Nr. 17) oder Kalium phosphoricum D6 (Nr. 5), alternativ Zincum chloratum D6 (Nr. 21);
- Nervosität: Kalium bromatum D6 (Nr. 14), alternativ Kalium Aluminium sulfuricum D6 (Nr. 20);
- nervöses Zittern der Hände: Kalium bromatum D6 (Nr. 14);
- Überaktivität mit schneller Erschöpfung: Natrium chloratum D6 (Nr. 8);
- leicht aufkommende Erregung, Ärgerlichkeit: Natrium phosphoricum D6 (Nr. 9)

NERVÖSE ERSCHÖPFUNG, NERVENSCHWÄCHE (NEURASTHENIE)

Allgemeines: Die Neurasthenie ist eine vorübergehende Erschöpfung oder Schwäche des Nervensystems, die nicht krankhaft ist.

Behandlung:
- Kalium phosphoricum D6 (Nr. 5);
- Neurasthenie bei Kindern: → Kinder Seite 135.

SCHULPROBLEME

Allgemeines und Symptome: Schulprobleme können sich in Kopfschmerzen bei übermäßiger geistiger Anstrengung, Lernschwäche, Angst vor Prüfungen, Erschöpfung und Konzentrationsstörungen äußern.

Behandlung:
- Prüfungsangst und daraus resultierende Schlafstörungen sowie Verkrampfung: das Prüfungsschema.

PRÜFUNGSSCHEMA
Schulkinder nehmen jeweils 5 Tabletten (Erwachsene 10 Tabletten) am Vorabend der Klassenarbeit (Prüfung): Magnesium phosphoricum D6 (Nr. 7) als »Heiße Sieben« (→ Seite 63); am nächsten Morgen gleich nach dem Aufstehen: Kalium phosphoricum D6 (Nr. 5), ebenfalls als »Heiße Sieben«.

- Allgemein bei Schulproblemen: Calcium phosphoricum D6 (Nr. 2) oder Calcium carbonicum D6 (Nr. 22);
- Lernstörungen: Manganum sulfuricum D6 (Nr. 17);
- Konzentrationsstörungen: Ferrum phosphoricum D12 (Nr. 3).

SCHWERMUT, TRÜBSINN (MELANCHOLIE)

Allgemeines und Symptome: Die Melancholie, auch als »gesunde« Form der Depression bezeichnet, ist eine psychische Verstimmung, die jeden Menschen einmal treffen kann. Aus dem Griechischen übersetzt heißt Melancholie »Schwarzgalligkeit«, der Begriff stammt aus der Zeit, als man für das Entstehen von Krankheiten eine fehlerhafte Zusammensetzung der Körpersäfte verantwortlich machte (→ Seite 8). Bei der Melancholie bestehen Antriebsarmut und Niedergeschlagenheit ohne objektive Ursache, auch Willens- und Denkhemmung.

Behandlung:
- Generell: Kalium bromatum D6 (Nr. 14), alternativ Calcium sulfuratum D6 (Nr. 18);
- Neigung zur Melancholie: Natrium sulfuricum D6 (Nr. 10).

Unterstützende Maßnahmen
Arzt/Heilpraktiker: Bei häufigem Auftreten ist eine psychotherapeutische Verhaltenstherapie mit Erarbeitung eines rationalen Selbstkonzeptes empfehlenswert.

VERLUST DES NAHRUNGSTRIEBES, APPETITLOSIGKEIT, MAGERSUCHT (ANOREXIA NERVOSA)

Zum Psychotherapeuten

Allgemeines und Symptome: Betroffen sind meist Mädchen (vom 11. Lebensjahr an), die große Angst vor Gewichtszunahme haben und kaum essen wollen. Bedrohlicher Zustand: Auszehrung, Kräfteverfall.

Behandlung:
- Zur Unterstützung der Psychotherapie: Calcium carbonicum D6 (Nr. 22), zwischendurch für 2 bis 4 Wochen in D3.

WEINERLICHKEIT, HYPERSENSIBILITÄT, SCHRECKHAFTIGKEIT

Allgemeines und Symptome: Weinerlichkeit und Empfindlichkeit können anlagebedingt sein oder resultieren aus Erlebnissen beziehungsweise Erfahrungen mit der Umgebung (Erziehung). Eine erhöhte Empfindlichkeit kann auch in extremen Stress-Situationen, nach Krankheiten oder bei Überlastung körperlicher, geistiger und seelischer Art auftreten. Der Betroffene reagiert leicht gereizt, neigt zum Weinen, zum inneren Rückzug, er verschließt sich anderen Menschen gegenüber. Negative Gedanken oder auch Kritik von anderen können das Befinden verschlechtern, es besteht die Gefahr, sich immer mehr in die negative Situation hineinzusteigern. Die Hypersensibilität ist nicht krankhaft, kann aber für den Betroffenen sehr belastend sein.

Behandlung:
- Generell: Kalium phosphoricum D6 (Nr. 5);
- wenn gleichzeitig oft Müdigkeit, auch Schlaflosigkeit bestehen: Natrium chloratum D6 (Nr. 8);
- allgemeine Nervenschwäche: Cuprum arsenicosum D6 (Nr. 19).

Unterstützende Maßnahmen
Selbst: Sport, Kampfsport; rational-emotive Verhaltenstherapie (auch selbst erlernbar, → Seite 184); Bach-Blüten, die in Frage kommen, sind Elm, Willow, Beech und andere nach individueller Auswahl (→ Seite 179).

ZUM NACHSCHLAGEN

UNTERSTÜTZENDE THERAPIEMASSNAHMEN

Im Kapitel »Körperliche Beschwerden von A–Z« sind Maßnahmen genannt, die eine Behandlung mit Schüßler-Salzen unterstützen; diese Therapien möchte ich Ihnen erläutern:

Akupunktur

Eine aus China stammende und therapeutisch eingesetzte Nadelstichtechnik, die von der Theorie ausgeht, dass alle Organe im menschlichen Körper über Energie transportierende Leitungsbahnen (Meridiane) miteinander verbunden sind. Bei Krankheiten treten Störungen der Energieverteilung auf, die durch Nadelung bestimmter Punkte (Akupunkturpunkte) am Körper behoben werden können. Neben der Körperakupunktur hat sich in Europa die Ohrakupunktur durchgesetzt.

Ananas-Enzyme → Enzymtherapie

Anthroposkop

Das Anthroposkop (griechisch: Menschenbetrachtung), entwickelt um 1950, ist ein Diagnosegerät, das über die Messung der Gewebedichte Entzündungen, Entartungen und Funktionseinschränkungen von Organen, Knochen und Gelenken sichtbar macht. Über eine Handelektrode wird dem Patienten ein schwaches elektromagnetisches Signal übertragen (in der Stärke einer Taschenlampenbatterie), mit einer Sonde (Antenne) misst der Therapeut, wie viel vom Signal der Körper wieder abstrahlt. Anthroposkopisch können zum Beispiel Nebenhöhlenentzündung, Arthrose, Arthritis, Durchblutungsstörungen, Darmentzündungen und Osteoporose erfasst werden. Eine Ganzkörperuntersuchung, um Erkrankungsherde aufzudecken, ist ebenfalls möglich.
Das Anthroposkop ist auch zur Therapie geeignet: Ein schwaches hochfrequentes Signal wird auf die erkrankte Stelle übertragen. Dadurch wird der Stoffwechsel stimuliert (Austausch von Nährstoffen und Schlackenstoffen) und die Zuführung von Sauerstoff verbessert, wodurch beispielsweise Entzündungen abheilen. Dieses Verfahren nannte Professor Kirchhoff »Elektromagnetische Homöopathie« (EMH), weil es eine sanfte Therapie ist, die Selbstheilungs- und Regulationsvorgänge anregt.

Autogenes Training
Eine Selbstentspannungsmethode, die Sie zum Beispiel in Volkshochschulkursen erlernen können, aber auch aus Ratgebern. Autogenes Training kann helfen, Symptome wie Schmerzen, nervöse Magen-Darm-Störungen, Schlafstörungen und Melancholie zu lindern.

Bach-Blüten, Bach-Blüten-Therapie
Von dem englischen Arzt Dr. Edward Bach Anfang des vergangenen Jahrhunderts entwickelt. Er ordnete 38 Essenzen aus Blütenpflanzen seelischen Zuständen wie Habgier, Zorn und Angst zu und vertrat die Meinung, dass körperliche Krankheiten seelische Ursachen haben. Bach-Blüten müssen individuell ausgewählt werden.

Bioinformative Therapie nach Dr. Ludwig
Benannt nach dem Physiker Dr. Wolfgang Ludwig, einem Experten für Magnetfeld- und Informationstherapie. Er konnte beweisen, dass ein schwaches, dem Erdmagnetfeld ähnliches Magnetfeld weitaus besser auf den menschlichen Körper wirkt als starke Magnetfelder. Die bei der Bioinformativen Therapie übertragenen Schwingungen haben einen heilenden Einfluss auf die Funktion von Organen (zum Beispiel ist 1,2 Hertz eine entzündungshemmende Frequenz).

Darmflora, Sanierung
Der Darm, das größte Abwehrsystem des Menschen, ist mit Milliarden von »hilfreichen« Bakterien besiedelt, der Darmflora. Sie kann durch Medikamente wie Antibiotika oder einseitige Ernährung angegriffen werden. In der Folge kann es zum Beispiel zu Pilzbefall, Verdauungsstörungen, Immunschwäche und Allergien kommen. Bei einer Sanierung werden von Arzt oder Heilpraktiker lebende Bakterien verordnet, um die Darmflora aufzubauen und ihre Funktionen wieder zu normalisieren.

Darmspülung – Hydro-Colon-Therapie
Die Hydro-Colon-Therapie (Hydro = Wasser, Colon = Dickdarm) ist eine Methode der Darmreinigung von alten Stuhlresten, die sich im Darm ablagern können und Beschwerden wie Blähungen, Windabgang, Unwohlsein provozieren. Durch den After wird Wasser in den Darm eingeleitet, gleichzeitig erfolgt

eine Bauchmassage; über das Einleitungsrohr wird das Wasser wieder ausgeschieden – und mit ihm Schlackenstoffe und Stuhlreste. Die Hydro-Colon-Therapie wird von darauf spezialisierten Ärzten und Heilpraktikern durchgeführt.

Elektromagnetische Homöopathie (EMH) → Anthroposkop

Enzymtherapie
Ananas-Enzyme (Bromelain) sowie die Enzyme der Papaya (Papain) werden seit den 50er Jahren des vorigen Jahrhunderts bei Entzündungen und Verletzungen eingesetzt und haben sich zum Beispiel als unterstützende Maßnahme bei der Gürtelrose bewährt. Sie können rezeptfrei in der Apotheke bezogen werden; der Beipackzettel informiert über die Einnahme.

Fulguration
Fulguration (lateinisch *fulgur* = Blitz) ist die mit einem Hochfrequenzapparat und einer Spezialelektrode von einem Arzt oder Heilpraktiker ausgeübte Gewebezerstörung, wie sie bei Warzen angewandt wird.

Haar-Mineralanalyse
Mit Hilfe der Spektrometrie-Untersuchung der Haare (Erkennung von Ionen anhand der von ihnen aufgenommenen und abgegebenen elektromagnetischen Strahlen, aufgezeichnet als Spektrum) lässt sich mit Hilfe der Mineralanalyse feststellen, welche Mineralstoffe, Spurenelemente und Schwermetalle sich in den Haaren finden. Da die Haarwurzeln über das Blut sowohl mit Nähr- als auch mit Schadstoffen in Kontakt kommen, sie auch aufnehmen, lassen sich Rückschlüsse auf die Versorgung mit anorganischen Stoffen ziehen. Haar-Mineralstoffanalysen können Blutuntersuchungen sinnvoll ergänzen.

Heilpflanzen
Die Behandlung mit Heilpflanzen (Phytotherapie) ist unsere älteste Naturheilmethode, bei der entweder Tees, Tinkturen oder Pflanzenextrakte in Tabletten, Säften oder Kapseln zur Anwendung kommen.
- **Eschenblätter** verordnet die Volksheilkunde seit Jahrhunderten ihrer schmerzstillenden Wirkung wegen unterstützend bei rheumatischen Krankheiten.

Zum Nachschlagen

- **Johanniskraut** (Tee, Kapseln, Öl) wirkt stimmungsaufhellend und wird bei leichten bis mittelschweren Depressionen eingesetzt. Bei lichtempfindlichen, hellhäutigen Menschen kann Johanniskraut bei starker Sonneneinstrahlung zu Hautreaktionen führen (phototoxische Reaktion, sonnenbrandähnliche Erscheinungen), allerdings nur bei Dosierungen, die über dem Normalen liegen. Johanniskrautöl wird äußerlich bei Schmerzen, bei Muskelverspannung, bei Verbrennungen ersten Grades und bei Verletzungen eingesetzt.
- **Kamillenblüten** wirken krampflösend und entzündungshemmend; Kamillen-Tee wird innerlich bei Magen-Darm-Beschwerden und äußerlich bei Entzündungen der Haut zum Beispiel in Form von Gesichtsdampfbädern bei Akne eingesetzt.
- **Kampferöl** wirkt anregend auf den Kreislauf und wird als Zusatz (3 bis 5 Tropfen) zu Fußbädern verwendet.
- **Salbei** wirkt entzündungs- und schweißhemmend und hat sich als Tee (äußerlich als Gurgellösung bei Rachenentzündung) oder Tinktur (Tropfen) bewährt.
- **Kleinblütiges Weidenröschen** – der Tee soll Prostatabeschwerden mildern, die durch gutartige Vergrößerung entstehen (Harndrang, Harnflussstörungen).
- **Wermut-Tee** regt die Magensaftsekretion und die Gallensaftabsonderung an, er hilft bei Verdauungsbeschwerden.

Bitte beachten: Tees und andere Darreichungsformen sind erhältlich in Apotheken, Drogerien und Reformhäusern. Die Pflanzen selbst zu sammeln ist wegen der Verwechslungsgefahr mit giftigen Pflanzen und der Umweltbelastungen nicht zu empfehlen. Die Tees nicht länger als vier Wochen trinken, es sei denn, Ihr Arzt oder Heilpraktiker hat dies so verordnet.

Hochfrequenztherapie

Die von Nikola Tesla zu Beginn des 20. Jahrhunderts entdeckte Hochfrequenztherapie (TEFRA-Hochfrequenztherapie, aus »Tesla« und »Franz«, dem deutschen Ingenieur, der das System zusammen mit Tesla auf den deutschen Medizinmarkt gebracht hat) war vor dem Zweiten Weltkrieg in Deutschland weit verbreitet; in jedem zweiten Haushalt stand ein Gerät. Über Glaselektroden werden elektromagnetische Wellen (Hochfrequenzströme) auf den Körper gebracht – dort erzeugen sie verstärkte Durchblutung, Wärme und erhöhte Sauerstoffversorgung. Diese

Effekte wirken entzündungshemmend, schmerzstillend, wundheilend und funktionsanregend auf Organe. Die HF-Therapie lässt sich kombinieren mit Naturheilverfahren wie Schröpfen (→ Seite 184), Iontophorese (unten), Fulguration (→ Seite 180) und Akupunktur (→ Seite 178). Durch die elektromagnetische Entladung der Ströme wird der Raumsauerstoff in der Nähe der Elektrode in Ozon umgewandelt. Geringe Dosen von Ozon haben eine heilende Wirkung – entzündungshemmend und gegen Bakterien, Viren und Pilze, zum Beispiel auf der Haut. Bewährt hat sich die HF-Therapie bei Rheuma, Durchblutungsstörungen, Schmerzen und Hauterkrankungen.

Hydro-Colon-Therapie → Darmspülung

Injektionen mit Organextrakten
Injektionen mit potenzierten oder nichtpotenzierten Extrakten aus tierischem Gewebe haben sich vor allem bei Gelenkerkrankungen wie Arthrose bewährt, aber auch bei allgemeinen Funktionseinschränkungen von Organen. Die Injektionen erfolgen kurmäßig und müssen von einem Arzt oder Heilpraktiker vorgenommen werden.

Iontophorese
Mit Iontophorese ist die Wirkstoffeinschleusung (Ionto – von Ionen) zum Beispiel von pflanzlichen, mineralischen oder organischen Extrakten gemeint (→ Injektionen mit Organextrakten); sie erfolgt mit Hilfe von Strom (galvanischen oder Hochfrequenzströmen) über die intakte Haut.

Kartoffelsaft-Kur
Die Anwendung von Frischpflanzensäften gehört zur Phytotherapie (→ Heilpflanzen). Besonders schonend hergestellte Säfte aus Arzneipflanzen und Gemüse (Reformhäuser, Apotheken) werden kurmäßig getrunken. Kartoffelsaft wirkt lindernd auf die gereizte Magenschleimhaut und hemmt Entzündungen.

Kneipp-Güsse → Bücher Seite 186

Kristallsalz-Inhalationen → Gesichtsdampfbad Seite 67

Magnetfeldtherapie → Bioinformative Therapie

Zum Nachschlagen

Nadelreizmatte
Die Nadelreizmatte mit dreieckigen spitzen Plastikknoppen stimuliert Haut und Nerven, sie verhilft zu einer besseren Durchblutung von Haut, Unterhautgewebe und Muskulatur. Dadurch kommt es zu Muskelentspannung, Schmerzlinderung und Steigerung des Zellstoffwechsels. Die Nadelreizmatte hat sich vor allem bei Muskelverspannungen und Rückenschmerzen bewährt.

Neuraltherapie nach Huneke
1940 von dem deutschen Arzt Ferdinand Huneke entdeckt, werden bei der Neuraltherapie (neural = einen Nerv betreffend) lokal wirkende Betäubungsmittel (Lokalanästhetika, zum Beispiel Procain) eingesetzt. Nach Huneke führen nervliche Reizzustände (Störfelder) zu Krankheiten, da die elektrische Aktivität der Zelle und damit der Stoffaustausch (zum Beispiel von Ionen) eingeschränkt sind, wodurch die Selbstregulation (Selbstheilung) gestört ist. Durch kurzfristige Betäubung erfolgt eine Neuorganisation des Zellstoffwechsels, der Stoffaustausch wird normalisiert, Selbstheilprozesse werden eingeleitet. Bewährt hat sich die Neuraltherapie bei Schmerzzuständen (Neuralgien, Gelenkerkrankungen), chronischen Entzündungen, hormonellen Regulationsstörungen und von Narben ausgehenden Störfeldern.

Orthomolekulare Therapie
Der Begriff Orthomolekulare Therapie, auch Orthomolekulare Medizin (griechisch *ortho* = gerade, richtig, recht; molekular = die Moleküle betreffend), geht auf den zweifachen Nobelpreisträger Linus Pauling zurück. Es handelt sich dabei um die Behandlung mit Nährstoffen wie Mineralstoffe, Vitamine und Aminosäuren. Angenommen wird, dass der Mensch heute durch denaturierte Nahrung und verringertes Vorkommen von Vitalstoffen in der Nahrung mit Nährstoffen unterversorgt ist und dies zu Erkrankungen führt. In der Orthomolekularen Medizin wird auch die Wechselwirkung verschiedener Nährstoffe berücksichtigt.

Peloid-Packung
Peloid (Soleschlick) ist ein natürlicher Mineralschlick, der sich im Laufe der Zeit in Salzstollen bildet (kristallisiert). Die Bestandteile werden fein gemahlen und mit Kristallsole versetzt. Peloid-Packungen versorgen die Zellen vermehrt mit Wasser,

das Gewebe erhält wieder Flüssigkeit. Vor allem bei Hautproblemen (Akne, Falten, Cellulite) und Gelenkerkrankungen sind Peloid-Packungen wirkungsvoll. Eine Gesichtsmaske (Lippen und Augen frei lassen) wird für 15 Minuten, eine Gelenkpackung für mehrere Stunden aufgelegt (Bezugsadresse → Seite 187).

Petechiale Saugmassage (PSM)
Es handelt sich um ein modifiziertes effektives Schröpfverfahren (→ Schröpfen). Beim klassischen Schröpfen wird durch Erzeugen eines Unterdrucks mit einer Schröpfglocke aus Glas gearbeitet. Bei der PSM erzeugt ein Kompressor den Unterdruck, ein Metallzylinder den Sog auf der Haut. Dadurch verbessert sich der Gewebestoffwechsel, die Durchblutung erkrankter Gewebe wird gefördert, die Nährstoffzuführung angeregt, und Schlackenstoffe werden abtransportiert. Die Anregung des Zellstoffwechsels wirkt reinigend auf das Bindegewebe. Vor allem bei Muskel- und Gelenkerkrankungen sowie allgemein zur Ausleitung von Schadstoffen hat sich die PSM bewährt.

Rational-emotive Verhaltenstherapie nach Ellis
Die Verhaltenstherapie nach Albert Ellis zählt zu den kognitiven therapeutischen Verfahren; kognitiv bedeutet, dass eine Änderung des Verhaltens, zum Beispiel bei Angst, Stimmungsschwankungen, Depressionen, über eine Veränderung des Denkens bewirkt wird. Der New Yorker Psychotherapeut Albert Ellis hat um 1950 herausgefunden, dass unser Denken unser Befinden beeinflusst. Oft sind die Gedanken weder realistisch noch wertneutral, sondern überzogen und negativ, dies führt unwillkürlich zu einem schlechten Befinden, in das man sich hineinsteigern kann. Die Methode wird von besonders ausgebildeten Ärzten, Heilpraktikern und Psychotherapeuten praktiziert; sie kann aber auch mit Selbsthilfebüchern erlernt werden. Bei einem weltweiten Test aller psychotherapeutischen Therapien wurden die kognitiven Verfahren als die effektivsten Verfahren bezeichnet (nachhaltig wirksam bei kurzen Therapiezeiten).

Schröpfen –
Schröpftherapie, unblutiges Schröpfen, Schröpfkopfmassage
Beim Schröpfen werden Schröpfköpfe (Schröpfglocken) aus Glas oder Kunststoff auf der Haut aufgesetzt, mit Hilfe eines Gummisaugballs wird die darin befindliche Luft abgesaugt. Durch den

Unterdruck saugt sich die Haut in den Schröpfkopf, die darunter liegenden Muskeln und Organe werden stärker durchblutet, Schlackenstoffe werden abtransportiert. Schröpfen wird beispielsweise bei Muskelverspannungen (Muskelhartspann) eingesetzt. → auch Petechiale Saugmassage (PSM) Seite 184.

Spagyrische Blutkristallisation
Bei der um 1970 entwickelten spagyrischen Blutkristallisation (HSI-Spagyrik) werden Blut und Urin des Patienten aufwändig durch Destillation, Veraschung und Filtration zu individuellen Heilmitteln verarbeitet (= Dote). Die dabei gewonnenen Kristallbilder zeigen den Zustand von Organen und Geweben, aber auch Belastungen wie Elektrosmog oder Nahrungsmittelempfindlichkeiten auf. Nach einigen Monaten erfolgt eine weitere Analyse, die zeigen soll, inwieweit sich Verbesserungen ergeben haben.

Unisol-Bestrahlung
Bei der Unisol-Bestrahlung werden zwei Brennstifte aus »seltenen Erden« über einem Lichtbogen zum Glühen gebracht; es entsteht ein helles, weißes Warmlicht. Durch die Bestrahlung wird die Durchblutung angeregt, wodurch wiederum mehr Nährstoffe und Sauerstoff in erkrankte Gebiete gelangen und Schlackenstoffe vermehrt abtransportiert werden. Die Unisol-Bestrahlung wirkt demzufolge entzündungshemmend und entkrampfend und hat sich unter anderem bei Magen-Darm-Beschwerden, Muskelverspannungen, Haut- und Gelenkerkrankungen bewährt.

Wirbelsäulentherapie, manuelle, Wirbelsäulentherapie nach Dorn
Die Wirbelsäulentherapie nach Dorn ist eine von dem medizinischen Laien Dieter Dorn entwickelte sanfte manuelle Behandlungstechnik zur Regulierung von Wirbelkörperfehlstellungen. Sie wird von darin ausgebildeten Ärzten und Heilpraktikern praktiziert.

Zwiebelsäckchen
Die Anwendung des Zwiebelsäckchens stammt aus der Volksheilkunde und hat sich bei entzündlichen Erkrankungen der Ohren bewährt. Die Zwiebeldämpfe wirken entzündungshemmend, die Wärme ist wohltuend bei Schmerzen.

BÜCHER, DIE WEITERHELFEN

Ellis, A.: *Training der Gefühle*, mvg Verlag, Landsberg/Lech

Elmadfa, I., Fritzsche, D.: *Die große GU Vitamin- und Mineralstoff-Tabelle*, Gräfe und Unzer Verlag, München

Elmadfa, I., Muskat, E., Fritzsche, D.: *GU Kompass E-Nummern*, Gräfe und Unzer Verlag, München

Fischer-Reska, H.: *Das Heilzonen-Buch*, Gräfe und Unzer Verlag, München

Förder, G., Neuenfeld, G.: *Kinesiologie – Aus dem Stress in die Balance*, Gräfe und Unzer Verlag, München

Georg, K.: *Du selbst bist Dein bester Arzt*, WzG Verlag GmbH, Dormagen

Heepen, G. H.: *GU-Kompass Schüßler-Salze* und *Schüßler-Salze – 12 Mineralstoffe für Ihre Gesundheit* sowie *Schüßler-Salze typgerecht*, alle Titel Gräfe und Unzer Verlag, München

Hendel, B., Ferreira, P.: *Wasser & Salz – Urquell des Lebens*, INA VerlagsGmbH, Herrsching

Hopfenzitz, P.: *GU Kompass Mineralstoffe*, Gräfe und Unzer Verlag, München

Kaiser, J.: *Das große Kneipp-Hausbuch*, Knaur-Verlag, Weltbild, Augsburg

Langen, D.: *Autogenes Training*, Gräfe und Unzer Verlag, München

Ludwig, W.: *Informative Medizin*, VGM-Verlag für Ganzheitsmedizin, Essen

Oltmanns, H.-D.: *Die biochemische Heilweise in der Kinderheilkunde*, WzG Verlag GmbH, Dormagen

Pfeiffer, C. C.: *Nährstoff-Therapie bei psychischen Störungen*, Karl F. Haug Verlag, Heidelberg

Schmidt, S.: *GU Kompass Bach-Blüten*, Gräfe und Unzer Verlag, München

Schüßler, W. H.: *Eine abgekürzte Therapie*, Nachdruck der 25. Auflage 1898, WzG Verlag, Bücherversand A. Schröder, Saarlandstraße 2, 59302 Oelde

Simonsohn, B.: *Hyperaktivität – Warum Ritalin keine Lösung ist*, Goldmann Verlag, München

Zum Nachschlagen

ADRESSEN, DIE WEITERHELFEN

Seminare
Über Termine und Kosten informieren:
Biochemischer Bund Deutschlands e.V., In der Kuhtrift 18,
41541 Dormagen
Deutsche Homöopathie-Union (DHU), Ottostraße 24,
76227 Karlsruhe

Zeitschriften, Therapeutenlisten, Vereinsadressen
Weg zur Gesundheit, Zeitschrift für Biochemie, Herausgeber:
Biochemischer Bund Deutschlands e.V., In der Kuhtrift 18,
41541 Dormagen
Therapeuten-Liste, Vereinsanschriften und Probehefte für
Deutschland, Belgien, Niederlande, Österreich, Schweiz, Spanien:
Biochemischer Bund Deutschlands e.V., In der Kuhtrift 18,
41541 Dormagen; www.biochemie-net.de

Therapien, Geräte, Peloid

AKUMAT-Nadelreizmatte: Manon Pütz, Lindhorstweg 18,
31319 Sehnde, Tel.: 05132/866303, Fax: 05132/945252,
E-Mail: manon.puetz@gmx.net

Bioinformative Therapie nach Dr. Ludwig – Literatur, Geräte:
AMS GmbH, Tannenweg 9, 97941 Tauberbischofsheim,
Fax: 09341/929 30 99

Haar-Mineralanalyse: Labor Dr. Peter Rosler, Weisses Haus,
97772 Wildflecken

Hochfrequenztherapie: TEFRA-Hochfrequenz-Bestrahlungsapparate, Gunter Messerschmidt, Wolzogenstraße 2, 14163 Berlin

Kristallsalz/Peloid – Bezugsadresse: Förderverein Wasser und
Salz, Postfach 1330, 82209 Herrsching

Rohkaffee-Tee – Bezug über: Firma Stüber GmbH, Alfred,
Ohmenhäuser Str. 27, 72770 Reutlingen, Fax: 07121/580499

Schiele-Fußbadewanne/Badeextrakte: Fritz Schiele Arzneibäder-Fabrik GmbH, Industriestraße 8b, 25462 Rellingen

Spagyrische Blutkristallisation – Informationen und Therapeutenliste: HSI-Spagyrik Institut GmbH, Spatzenstieg 1a,
38118 Braunschweig; www.hsi-spagyrik.de

Sach- und Beschwerdenregister

Abmagerung 39, 41
Abmagerungskur 118
Absonderungen 60
Abstillen 157
Abwehrschwäche 43, 46, 77, 78, 129
Adipositas-Schema 159
ADS-Syndrom 171, 172
Aftereinrisse 112
Akne 46, 67, 68, 123, 124
Akupunktur 178
Allergie 42, 43, 50, 64, 70, 76, 77
Allergie-Schema 53, 54
Anämie 23, 25, 43/44, 160
Angina pectoris 47, 128
Ängstlichkeit 169
Angst 70, 170, 171
Anorexie 169
Anthroposkopie 50, 178
Anti-Stress-Kur 54
Antibiotika 130, 141
Antlitzdiagnostik 21, 22
Antriebslosigkeit 135, 160, 174
Apathie 170
Aphthen 75, 145
Appetitlosigkeit 43, 131, 137, 177
Arteriosklerose 36, 78, 127
Arthritis 32, 44, 96
Arthrose 30, 32, 36, 41, 96
Asthma 42, 43, 68, 70, 84, 136, 160
Asthma-Schema 85
Atembeschwerden 43
Atemnot 77
Atemwegsinfekt 42
Aufbau-Kur 54, 55
Augenzittern 30
Ausfluss 60, 86
Ausleitungsmittel 34, 46

Bänderriss 93
Bänderschwäche 36, 93
Bandscheibenleiden 36, 146
Bauchschmerzen 140
Bauchspeicheldrüse 42, 46, 47, 138
Bechterew 93
Beklemmung 30
Besenreiservenen 163

Bettnässen 172
Bindegewebe 37, 38
Bindegewebsentzündung 95
Bindehautentzündung 71, 78
Bioinformative Therapie 179
Blähung 35, 37, 55, 71, 131, 138, 143, 150
Blase 66, 67
Blasenentzündung 53, 68, 71, 82
Blasenschwäche 30, 82
Blinddarm 140
Blutarmut 44
Blutdruck 47
– hoch 44, 68, 127
– niedrig 39, 68, 127, 158
Bluterguss 71, 164
Blutgerinnung 25
blutstillend 45
Blutung 70, 71
Brillengläser fettig 34
Bronchialerkrankung 43, 67, 85, 108
Bronchialkatarrh 85
Bronchitis 42, 85
Brustdrüse rissig 157
Brustdrüsenentzündung 87, 157
Brusterkrankungen 87
Brüste schlaff 88
Bulimie 169, 170
Bursitis 96

Cellulite 32, 33

Darm-Kur 56
Darmblutung 45
Darmentzündung 45, 140
Darmpilze 114, 138, 140, 155, 172
Darmsanierung 179
Darmschleimhaut-Entzündung 75, 140
Darmspülung 179
Darmverschluss 70
Demenz 169, 170
Depression 28, 30, 42, 44, 45, 46, 47, 95, 150, 169, 170, 173, 174
Diabetes 47, 64, 146, 161
Diphtherie 133
Dupuytren 94

Durchblutungsstörung 42, 68, 78, 128, 136, 157, 161, 162
Durchfall 32, 35, 39, 40, 45, 48, 55, 60, 72, 139, 140, 143
Durchschlafstörung 152

Eierstock 91
Einlauf 55
Einschlafstörung 152
Eisenmangel 25, 27, 44
Eiter 29, 37, 39, 43
Ekzem 39, 42, 46, 77, 115, 116, 117
Entgiftung 43
Entlastungs-Schema 110
Entsäuerung 33
Entschlackungs-Kur 57
Entwicklungsstörung 132
Entzündung 24, 26, 27, 50, 56, 59, 160
Entzündungsschema 50
Enzymtherapie 180
Erbrechen 60, 72, 140
Erfrierung 50
Ergänzungsmittel 20
Ergrauen, vorzeitig 43
Erkältung 26, 27, 40, 51, 68, 129
Ermüdung 47
Erregung 40, 47
– psychisch 40, 174, 175
Erröten 31
Erschöpfung 26, 43, 57, 95, 154, 155, 156, 169, 170, 175, 176
– psychisch 40
Erstverschlimmerung 6, 64
Eustachische Röhre 109

Falten 36, 38
Ferrum-Schatten 26
Fettgewebegeschwulst 113
Fettleibigkeit 49, 159
Fettsucht 41, 159
Fibromyalgie-Schema 95
Fibromyositis-Schema 95
Fibrositis-Syndrom 94
Fieber 27, 37, 72
Flatulenz 131, 138
Fließschnupfen 75
Frostbeule 68

Zum Nachschlagen

Fulguration 180
Furunkel 68
Fußbad 67, 68
Fußschweiß 38, 125

Gallensteine 32
Gastritis 140
Gebärmutterkrampf 30
Gebärmuttersenkung 91
Geburtserleichterung 156
Gedächtnis 25, 28, 45
Gefäßkrampf 137
Gefäßverkalkung 36
Gelenke 41, 49, 66
Gelenkentartung 96
Gelenkentzündung 96
Gelenkknacken 33
Gelenkrheumatismus 68
Gelenkschmerzen 96, 161
Gerstenkorn 39, 80
Geruchsstörung 106
Gesichtsdampfbad 67
Gesichtsmaske 58
Gesichtsröte 35
Gesichtszucken 30
Gewichtsabnahme 160
Gicht 32, 33, 34, 42, 98
grippaler Infekt 26

Haar-Mineralanalyse 180
Haar-Schema 114
Haarausfall 36, 38, 40, 46, 114
– kreisrund 114
Haare 25, 37, 42
–, brüchig 114
–, fettig 34
Haarpackung, biochemische 125
Haarwachstum 43, 44
Hagelkorn 80
Haltungsschaden 24
Hämorrhoiden 162
Handbad 67, 68
Handschweiß 126
Hängebacken 34
Harnleiterentzündung 72
Harnwegsinfekt 42, 53, 82
Haut 37, 39, 41, 58
– fettig 34
– marmoriert 120
– rissig 117
– trocken 32, 33, 78
– unrein 124
Hautausschlag 77, 115, 116

Hautentzündung 117
Hauterkrankungen 29, 46, 49, 51, 66
Hautstreifen 118
Hautwachstum 44
Hautwucherung 41
Heilpflanzentees 180
Heimweh 175
Heiserkeit 108
heiße Sieben 63
Herpes 46, 144
Herz-Kreislauf-Erkrankung 65, 68
Herzbeklemmung 73, 128
Herzenge 128, 136
Herzinfarkt 128
Herzklopfen 73, 129
Herzmuskelschwäche 68, 78
Herzrasen 73, 129
Herzrhythmusstörung 129
Heuschnupfen 42, 53, 54, 77
Hexenschuss 98
Histamin 42
Hochfrequenz-Therapie 181
Homöopathie 8, 9
Hornhaut 23, 117, 126
Hörsturz 107
Hühnerauge 118
Husten 73, 160
Hustenreiz 40, 108
Hydro-Colon-Therapie 179
Hyperaktivität 24, 31, 44, 46, 170, 171, 175
Hypersensibilität 177
Hysterie 30, 45, 169

Immundefizit 129
Immun-Kur 56
Immunschwäche 150
Immunsystem 42, 44, 46, 129
Infekte 24, 49, 129
Infektionskrankheit 108, 132
Innenohrverkalkung 112
Insektenstich 50, 53, 66, 73, 164
Insulin 35, 46
Iontophorese 182
Ischias 146, 148
Ischias-Schema 147

Juckreiz 117, 133

Kälteempfindlichkeit 160
Karies 47, 166
Kartoffelsaft-Kur 182
Katarakt 80
Katarakt-Schema 80
Katarrh 45
Karpaltunnel-Syndrom 147
Kehlkopfentzündung 107
Kleienflechte 119
Knochen 23, 25
Knochenbruch 48, 73, 99
Knochenentwicklung 43, 100, 156
Knochenerweichung 99
Knochenhautentzündung 95, 100
Knochenmarkentzündung 101
Knochenschwund 22, 101, 102
Knochenwachstum 37
Knorpel 38
Kolik 136
Kollagen 25, 46
Kompressen 65, 66, 67
Konzentration 25, 28, 45
Konzentrationsstörung 30, 176
Kopfschmerzen 74, 150, 153, 154, 176
Kopfschuppen 33
Kortison 118
Kraftlosigkeit 154
Krähenfüße 38
Krampfadern 156, 163
Krämpfe 30, 43, 47, 68, 74, 136
Krampfhusten 74, 85
Kreislaufstörung 74
Kribbelgefühl 30
Kristallsalz 16, 32
Kropf 49, 160, 161
Krupphusten 74
Kupferfinnen 119

Laktose-Intoleranz 64
Leber 30, 39, 42, 43, 66
Leistenbruch 36, 120
Lepra 49
Lernstörung 45, 170, 171
Lichtempfindlichkeit 38
Lid, geschwollen 81
Lidkrampf 81
Lidödem 116
Lidrandentzündung 82
Lidzittern 81

Lippen, trocken 144
Lippenbläschen 144
Luftröhrenentzündung 108
Lumbago 98
Lunge 66
Lungenkrankheit 45
Lymphgefäß 23, 24
Lymphknotenschwellung 130, 131

Magen 66
Magen-Darm-Erkrankung 68, 70, 136
Magen-Darm-Verstimmung 51, 158
Magenschleimhautentzündung 45, 75, 140
Magengeschwür 47
Magensäuremangel 142
Magersucht 177
Mandelentzündung 108
Mandelvergrößerung 133
Mandelwucherung 133
manisch-depressiv 41
Masern 133
Melancholie 28, 169, 176
Menstruation 68, 88, 136, 137
Meteorismus 131, 138
Migräne 74, 137, 158
Migräne-Schema 153
Milchbildung 157
Milchschorf 77, 133
Milchstau 157
Milchunverträglichkeit 134
Milchzucker 19
Mitesser 34
Mittelohrentzündung 109
Modalität 21
Morbus Crohn 25, 140
Morbus Hashimoto 160, 161
Müdigkeit 26, 95
Mukoviszidose 160
Mumps 133
Mundgeruch 29
Mundwinkelrisse 146
Muskelhartspann 102, 147
Muskelkater 34, 102
Muskelkrampf 136
Muskelrheumatismus 68
Muskelschmerzen 99, 102
Muskelschwäche 28, 40, 103, 160

Muskelverspannung 95
Muskelzuckung 103
Myalgie 102
Myogelose 102
Myom 91
Myositis 94

Nabelbruch 120
Nackensteifheit 30
Nadelreizmatte 183
Nägel 25, 36, 38, 42
Nagelbrüchigkeit 47
Nagelerkrankung 47, 121
Nagelpilz 66, 122
Nagelwachstum 43, 44
Narbe 37, 112
Narbengewebe 41
Nasenbluten 110
Nasennebenhöhlen-Entzündung 110
Nasenpolypen 111
Nasenschleimhautentzündung 107
Nasensekret 60
Nebennieren 44
Nerven 28
Nervenleiden 39, 46, 68, 162
Nervosität 30, 175
Nesselsucht 46, 116
Neuralgie 68
Neuraltherapie 183
Neurasthenie 135, 175
Neurodermitis 41, 77, 122
Neurose 169
Neurotransmitter 47
neurovegetative Störung 169
Nieren 34, 64, 65, 66, 68, 127, 162
Nierensteine 32

Ödem 32, 34, 39, 115, 163
Ohrenschmerzen 109
orthomolekulare Medizin 183
Osteomalazie 101
Osteoporose 18, 22, 43, 47, 99, 102
Osteoporose-Schema 102
Ovarialinsuffizienz 79, 123

Paranoia 44
Peloid-Packung 183
Persönlichkeitsverfall 170

Pickel 122
Pigmentierung 161
Pigmentstörung 43
Pilzerkrankungen 22, 35, 149
Platzangst 70, 171
Polyarthritis 96
prämenstruelles Syndrom 88
Prellung 50
Prostataleiden 68, 151
Prüfungs-Schema 176
Prüfungsangst 176
Pseudokrupp 74, 108, 134
psychische Beschwerden 44, 45, 47
Psychose 44, 169
Pubertät 89
Pusteln 122
Pyrrolurie 171

Quecksilbervergiftung 43
Quetschung 75, 165
Quinckeödem 81

Rachenentzündung 27, 40, 108
Räusperzwang 108
Reinigungs-Kur 57
Reiseübelkeit 75, 158
Reizbarkeit 30, 169
Reizdarm 140
Reizhusten 85
Restless legs-Syndrom 46, 148
Rheuma 42
Rheuma-Kur 56, 57
Roemheld-Syndrom 138
Röteln 133
Rückenschmerzen 30

Salben 63
Salbenumschlag 67
Salbenwickel 66
Saugmassage 184
Schamlippen-Erkrankung 90
Scharlach 133
Scheidenerkrankung 90
Scheidenpilze 91
Schiele-Bäder 67
Schilddrüse 40, 49
Schilddrüsenerkrankung 125, 160, 161
Schizophrenie 41, 44, 169, 170

Zum Nachschlagen

Schlaflosigkeit 152
Schlafmangel 26
Schlafstörung 68, 78, 95, 150, 152
Schleimbeutelentzündung 96
Schleimhäute 27, 29, 41, 45, 49
Schluckauf 30, 134
Schmerzen 152
Schnittverletzung 165
Schnupfen 19, 53, 68, 75, 77, 108, 111
Schönheits-Kur 58
Schreckhaftigkeit 177
Schröpfen 184
Schulprobleme 176
Schuppen 116, 124, 125
Schuppenflechte 22, 68, 116, 125
Schürfung 165
Schwäche 39, 78, 135, 150, 154, 156
Schwächezustand 28, 57
Schwangerschaft 25, 65, 118, 155, 163
Schwangerschaftserbrechen 156
Schwangerschaftsstreifen 156
Schweiß 45
Schweißbildung, gestörte 125
Schwerhörigkeit 78
Schwermetallvergiftung 43
Schwermut 176
Schwielen 117
Schwindel 157, 158
Schwitzen 38, 40, 45
– übermäßiges 125
Sehnen 41
Sehnenentzündung 95, 104
Sehnenentzündungs-Schema 104
Seborrhö 123, 126
Sehnenscheidenentzündung 95, 104
Sehschwäche 82
Sehstörung 30
Seitenstrangangina 108
Senilität 169

Skoliose 105
Sinusitis 111
Sjögren-Syndrom 79
Sklerodermie 161
Skoliose 99
Sodbrennen 34, 48, 75, 142
Sole-Inhalation 67
Sonnenbrand 50, 51
Soor 145
Spagyrik 185
Spurenelemente 7
Star, grauer 80
Stärkungs-Kur 58
Stillzeit 155
Stimmbänder 107
Stimmungsschwankung 47, 169, 171
Stirnhöhlenkatarrh 68
Strahlenekzem 22, 117
Strahlentherapie 117
Stress 31, 54, 78, 127, 128, 131, 140, 174
Struma 49, 160, 161
Stuhlverhaltung 76
Sudeck-Syndrom 105

Taubheitsgefühl 47
Tennisellenbogen 104
Thyroxin 49
Tonsillitis 108
Tränenfluss 82
Tubenkatarrh 109

Übelkeit 140, 158
Überbein 105
Übersäuerung 49
Unfruchtbarkeit 46
Unisol-Bestrahlung 185
Unruhe 31, 171
unruhige Beine 46, 148

Venen 68
Venenschwäche 163
Verbrennung 76, 164
Verdauungsstörung 34, 143, 156, 157, 160
Vergesslichkeit 45
Verhaltenstherapie 184
Verkrampfung 175
Verstauchung 76, 165
Verstopfung 32, 35, 55, 142, 160
Völlegefühl 143

Vorsteherdrüse
– Entzündung 151
– Vergrößerung 151

Wachsgesicht 24
Wachstum 43
Wachstumsschmerzen 135
Wachstumsstörung 30, 46
Wadenkrampf 137, 148, 163
Warzen 126
Wechseljahre 92, 125
Wechseljahre-Schema 92
Wehen 156
Weichteilrheumatismus 94, 95
Weinerlichkeit 169, 177
Wickel 65, 66
wildes Fleisch 122
Winde 55, 131, 138, 143
Windelausschlag 135
Windeldermatitis 135, 157
Windpocken 133
Wirbelsäulenerkrankungen 24, 68, 105
Wirbelsäulentherapie 185
Wulstnarbe 122
Wunden 45, 76
Wundheilungsstörung 46
Wundsekret 60

Zähne 23, 25
Zahnen (Kinder) 136
Zahnfäule 166
Zahnfleischentzündung 165
Zahnfleischschwund 166
Zahnschmerzen 76, 166
Zahnungskrampf 136
Zappeln 171
Zerrung 75
Zittern 30, 40, 175
Zuckerkrankheit 146, 161
Zungenbelag 60
Zungenbrennen 167
Zungenentzündung 167
Zwiebelsäckchen 185
Zwölffingerdarmgeschwür 47

Impressum

Genehmigte Lizenzausgabe für
Verlagsgruppe Weltbild GmbH,
Steinerne Furt, 86167 Augsburg
Copyright der Originalausgabe
© 2002 GRÄFE UND UNZER VERLAG GmbH, München
Alle Rechte vorbehalten. Nachdruck, auch auszugsweise, sowie
Verbreitung durch Film, Funk und Fernsehen, durch fotomechanische Wiedergabe, Tonträger und Datenverarbeitungssysteme
jeder Art nur mit schriftlicher Genehmigung des Verlages.

Redaktion: Ilona Daiker
Lektorat: Kurt Gallenberger, Münsing
Herstellung: Markus Plötz
Gestaltung: Independent Medien-Design, München
Satz: Filmsatz Schröter GmbH, München
Fotos: Manfred Jahreiß
Umschlaggestaltung: Atelier Seidel,
Verlagsgrafik – Maria Seidel, Teising
Umschlagmotiv: © Fotolia/cut
Gesamtherstellung: CPI – Clausen & Bosse, Leck

Printed in the EU
978-3-8289-4223-3

2013   2012   2011
Die letzte Jahreszahl gibt die aktuelle Lizenzausgabe an.

Einkaufen im Internet:
www.weltbild.de